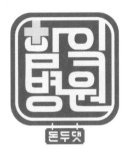

IHQ <함익병원 돈두댓> 제작진·함익병 지음

하지마! 커지면! 오지마!

우리 삶에 함부로 들어와버린 수많은 의학 정보 중

IHQ <함익병원 돈두댓> 제작진·함익병 지음

함익병원 돈두댓

잘못된 것만을 골라주기 위해 최고의 전문가 함익병이 나섰다

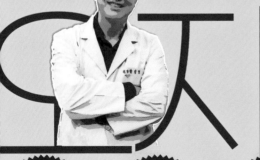

전체조회수 757만을 기록한 찐 의학 정보!

오직 소신만으로 진료하는 대표 원장의 종합 건강 상식!

生生한 인생을 원할 때 알고 있어야 할 필수 의학 상식!

너와숲

사람은 대부분 자신이 확실히 아는 것들을 세상에 알리고 싶어 한다. 때문에 각 분야의 전문가들은 저서나 방송 등 각종 매체를 통해 이를 전달하고자 한다. 그 주장이 과학적이고 객관적이면 좋은데, 대개 과학적 진실은 무미건조하고 재미가 없어서 대중에게 큰 인기를 얻지 못한다. 그래서 대중에게 영합하는 말을 하게 되는 것인지도 모른다. 이를 위해 때로는 지나치게 과장을 하거나 근거가 부족한 속설을 들어서 대중의 시선을 끌려고 한다. 소위 '낚시'라는 걸 하게 되는데, 적어도 한 분야의 전문가라면 이런 낚시질로 대중의 눈길만 끌어서는 안 된다.

    많은 사람을 짧은 시간 동안 속일 수는 있다. 한 사람을 오래도록 속일 수도 있다. 하지만 많은 사람을 오랫동안 속일 수는 없다. 인터넷이나 일부 언론 매체 등에서 말도 안 되는 얘기들이 정설처럼 떠돌다가도 시간이 지나면 그 주장이 거짓 또는 과장이었고 의도된 조작이었음이 밝혀지는 경우를 흔히 보게 된다. 범람하는 정보 속에서 내가 원하고 내게 꼭 필요한 정보를 얻기 위해서는 각자의 주관이 필요하고, 그 주관을 설정하기 위해서는 경계선이 필요하다.

이 책은 미디어 속에 넘쳐나는 왜곡된 정보, 과장된 정보, 상업적인 정보 등으로 인해 만들어진 전 국민의 잘못된 생활 습관과 의학 상식을 개선하기 위해 제작된 IHQ 의학 정보 프로그램 <함익병원 돈두댓>을 바탕으로 만들어졌다. 어려운 의학 정보를 남녀노소 누구나 쉽게 이해할 수 있도록 재구성해 디지털 시대에 걸맞게 빠르고 정확하게 전달하는 프로그램을 만들자는 방송국의 기획하에 팩트 폭격 의학정보 토크쇼를 손문선 아나운서와 함께 진행했다. 그중 많은 이의 관심을 받았던 내용을 엮어 우선 첫 권을 출판한다.

　이 책을 접한 많은 분들이 제대로 된 의학 정보를 바탕으로 본인에게 가장 적합한 방법을 찾아 건강하고 아름다운 삶을 영위하시길 기원한다.

2023년 4월
함익병

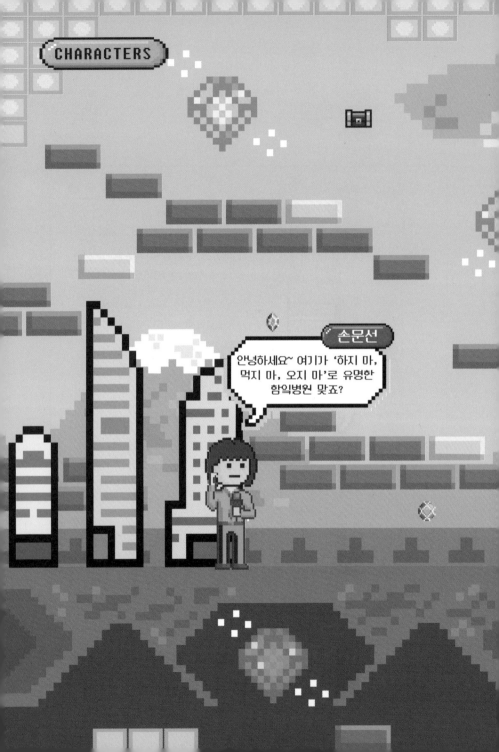

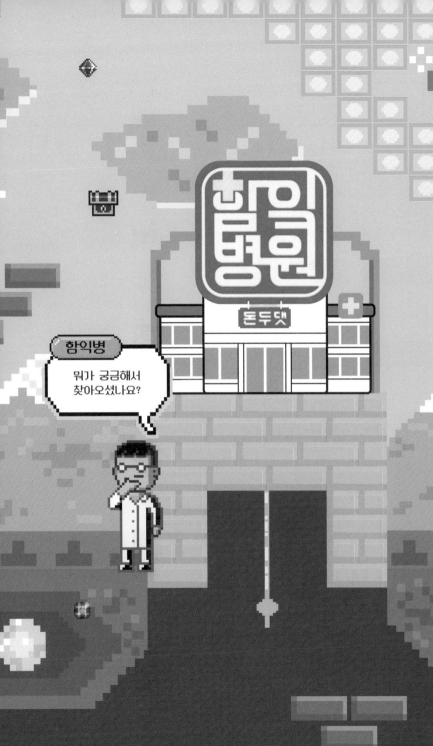

CONTENTS

CONTENTS

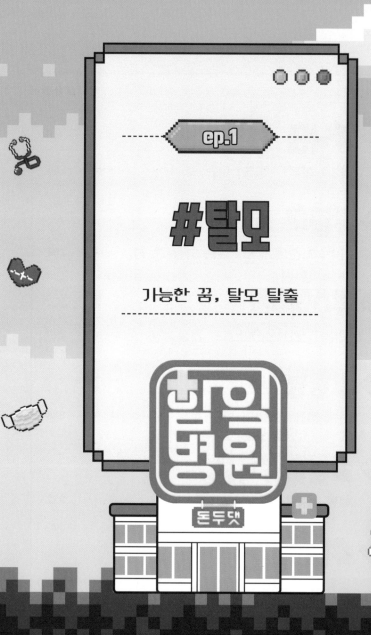

ep.1

#탈모

가능한 꿈, 탈모 탈출

돈두댓

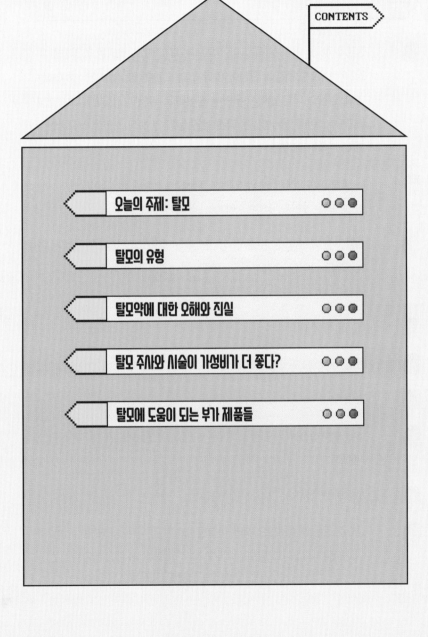

オ늘의 주제: 탈모

탈모의 유형

탈모약에 대한 오해와 진실

탈모 주사와 시술이 가성비가 더 좋다?

탈모에 도움이 되는 부가 제품들

안녕하세요~ 여기가 '하지 마, 먹지 마, 오지 마'로 유명한 함일병원 맞죠? 제가 요즘 건강에 관심이 많아서 의학 관련 영상을 자주 찾아보는데요. 영상이 너무 많아서 무엇이 진실이고, 무엇이 거짓인지 모르겠더라고요. 그런데 함일병원은 다른 병원 눈치 안 보고 소신껏 진료하신다고 해서 찾아왔어요.

네, 맞습니다. 책에 나와 있는 그대로 얘기해주죠. 그러다 보니 사실 재미가 없어요. 그런데 뭐가 궁금해서 찾아오셨나요?

대한민국 국민 다섯 명 중 한 명은 한다는 고민, 바로 탈모에 대해서 여쭤보려고 왔어요. 이제는 국민 질환이라는 말까지 있을 정도이지요. 실례가 안 된다면 원장님의 모발 상태는 어떠신지….

네, 저 사실 대머리예요.

아니, 정말요? 제가 잠깐 봐도 될까요?

그럼요.

너무 빽빽하신데…. 굉장히 촘촘하신데요? 근데 어디가 벗겨지셨다는 거예요?

치료받고 있어요. 그래서 좋아졌지요.

겉으로 봤을 땐 잘 모르겠지만, 어쨌든 풍성한 건 아니시군요. 원장님은 피부과 전문의시잖아요 탈모는 피부과에서 진료하니까 많은 환자분을 만나

보셨겠지요. 그런데 탈모의 원인이나 증상이 생각보다 다양하더라고요?

탈모의 유형

흔히 머리카락이 가늘어지고 빠지는 걸 탈모라고 하는데, 원인은 크게 두 가지로 나뉘어요. 가족력이 있는 유전성 탈모와 후천적 요인으로 인해서 머리카락이 빠지는 탈모가 있어요. 자가면역질환이나 두피 질환에 의한 탈모도 있고요, 또 영양 결핍성 탈모라고 지나친 다이어트로 인한 탈모나 출산 후 탈모도 있어요. 몸에 이상이 있거나 약물 부작용으로도 탈모가 생길 수 있지요.

증상에 따라 나타나는 모양이 굉장히 달라요. 예를 들어, 동전처럼 동그랗게 빠지는 게 있어요. 원형 탈모! 젊은 사람들한테 나타나는 탈모 증상 중 가장 일반적인 형태이지요. 원형 탈모의 가장 큰 원인은 스트레스예요. 후천적인 원인에 의해 생기는 탈모인 것이지요. 일종의 자가면역질환이라고 할 수 있어요. 탈모 환자라고 하면 가장 먼저 떠올리는 게 유전에 의한 탈모예요. 보통 남성형 탈모라

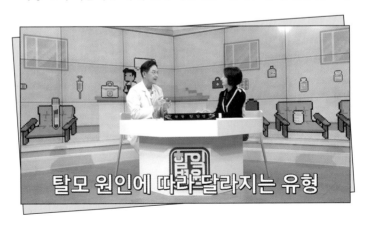

탈모 원인에 따라 달라지는 유형

고 부르는데 'M자형 탈모', '정수리 탈모', 'O자형 탈모'로 구분할
수 있어요. 아래 사진을 보면, 앞머리 부분이 조금 올라가 있지요.
이런 형태가 전형적인 남성형 탈모예요.

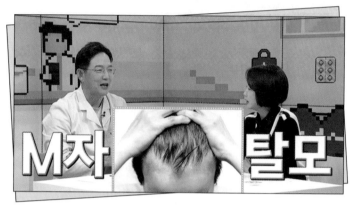

제가 보기엔 그래도 M자형 타입이 조금 나은 것 같아요.

그런데 이게 시작이에요.

아, 그래요?

처음에는 탈모인 것을 부인하다가 남쪽에서 밀고 올라가고 북쪽
에서 밀고 내려와서 도저히 어찌해볼 수 없는 지경이 되면 대머리
구나 하고 그때 인정하지요. 그렇지만 그때는 너무 늦어요.

혹시 저도 탈모가 진행되면 그렇게 될 수 있다는 말씀인가요?

남자들만 탈모가 진행되는 건 아니에요. 그런데 유전성 탈모라 하
더라도 남녀의 진행 양상은 조금 달라요. 내가 유전적인 탈모인지
아닌지 구별하려면 이렇게 하시면 돼요. 뒷머리카락을 한 손으로
10~20개 정도 잡아요. 그다음에 다른 한 손으로 정수리 부분의 머

리카락을 10~20개 정도 잡아요. 그리고 각각 비비면서 비교해보면 머리카락 굵기가 느껴지실 거예요.

완전 다른데요?

완전히 다르면 탈모가 시작됐다고 보면 됩니다.

그러면 원장님은 똑같으세요?

똑같죠. 제가 약 먹은 지 20년이 넘었거든요.

요즘 젊은층 탈모 환자가 많이 늘었다고 하더라고요. 원장님도 많이 진료해보셨죠?

20대 초반 남자들도 있었고요. 더 어린 경우도 있었어요.

탈모약에 대한 오해와 진실

제 주위의 20~30대 가운데도 고민하는 분들이 많아요. 그런 분들이 찾아오면 어떻게 진료해주시나요?

심하면 약 먹으라고 해야지 달리 방법이 있나~

그런데 탈모약은 부작용의 위험이 심하지 않나요? 너무 젊을 땐 먹으면 안 된다는 이야기를 들은 적 있어요. 특히 남성분들은 탈모약을 먹으면 발기부전이 오기도 한다는데….

① 탈모약을 먹으면 발기부전이 온다?!

탈모약을 먹으면 발기부전이 온다, 우울증에 걸린다, 심전도에 이상이 생긴다 등등 별의별 이야기가 다 있어요. 그런데 결론부터 말하면 그거 다 과장이에요!

네? 성기능 장애나 다른 부작용이 나타났다는 사례들을 기사로 많이 접했는데요?

그게 다 탈모약의 원리를 잘 몰라서 하는 이야기예요. 잘 설명해줄 테니 들어보세요. 발기부전은 나중 이야기고, 제일 먼저 나타나는 증상은 성욕 감퇴예요. 반대로 얘기해볼게요. 오늘 여기 올 때 뭐 타고 오셨어요?

차 타고 왔습니다.

차 타고 오다가 교통사고 나서 사망할 확률이 얼마나 돼요? 대략 10만 분의 1 정도예요. 부상당할 확률은 1만 분의 1 정도고요. 그렇다고 해서 이제 차 안 타실 거예요? 앞서 말한 부작용이 생길 확률은 탈모약을 오래 먹었다고 가정했을 때 한 2% 정도예요. 그것도 대개 50대 이후에 나타나지요. 그런데 생각해보세요. 여자분들 50대가 되면 뭐가 오죠?

갱년기.

예, 맞아요. 폐경이 오죠. 완경 되잖아요. 50대가 넘어서 월경하는 여성분은 거의 없어요. 이게 이상한 일은 아니잖아요. 그런데 남자가 50대 넘어서 성욕이 떨어지는 게 비정상적인 일일까요? 남성 호르몬도 떨어지게 마련이에요.

근데 제 측근들도 그런 경험을 했다고 하거든요. 대학생 때 탈모약을 먹었는데 발기부전이 왔다고 했어요.

그랬다면 잘못 먹은 거예요. 운이 나쁜 사람이지요. 그런 사람도 있긴 있어요. 전혀 없다고 얘기하는 게 아니에요. 확률의 문제고, 대부분 가역적이에요. 약 끊으면 다 되돌아와요. 머리는 빠지겠지만 탈모약으로 인한 부작용은 없어지지요.

남성 호르몬을 저하시키는 약품이네요. 원장님이 20년 정도 탈모약을 드셨다고 하니까 약을 드시기 시작했을 때는 30대였잖아요. 드시기 전이랑 후랑 약간 차이 못 느끼셨어요? 원장님 솔직하게 양심적으로 대답해주셔야 해요. 성 기능 저하 느껴보신 적 있다?! 없다?!

전혀! 있으면 안 먹었죠.

혹시 원장님만 부작용이 없었던 게 아닐까요? 왜냐하면 남성분들 가운데는 탈모냐 발기부전이냐 택일해야 하는 상황에서 과감하게 탈모를 선택했다는 분들도 계시더라고요.

다시 한 번 강조하지만, 안심하고 드셔도 돼요. 부작용이 나타나면 바로 복용을 중단하면 됩니다.

잘못되면 끊으면 돼요

탈모약의 종류도 다양하다면서요?

탈모약의 종류는 크게 두 가지예요. 그런데 탈모약은 시장이 크지 않다는 분명한 한계가 있어요. 그래서 다른 목적으로 개발된 약을 쓰다가 발모라는 부작용이 나타나 이에 주목해 탈모약으로 만들어진 것이지요.

대표적인 게 프로페시아라는 이름으로 판매되는 피나스테라이드예요. 원래는 전립선 치료제였지요. 전립선은 남성 호르몬의 영향을 많이 받잖아요. 전립선비대증 치료제로 프로스카라는 약이 있어요. 한 알에 피나스테라이드가 5mg 들어 있어요. 당연히 5mg을 먹으면 성욕은 뚝 떨어져요. 그 약을 먹은 사람 중에 탈모 환자

탈모약의 성분과 그에 따른 부작용

대표적인 탈모제
❶ 피나스테라이드(대표 : 프로페시아)
❷ 두타스테라이드(대표 : 아보다트)
❸ 미녹시딜

모두 다 다른 증상의 치료를 위해 개발되었으나 탈모에 효과가 있다는 것이 입증되어 현재 탈모약으로도 쓰이고 있음.

❶ **피나스테라이드**는 남성 호르몬인 안드로젠을 억제하는 약물(전립선비대증 치료), ❷ **두타스테라이드**는 남성 호르몬인 다이하이드로테스토스테론을 감소시키는 약물(양성전립선비대증 치료). 두 약물 모두 남성 호르몬을 억제하는 작용을 하기 때문에 부작용으로 발기부전이 나타날 수도 있으나, 이는 극히 적은 사례. 실제로 복용을 중단하면 회복된다고 알려져 있음.
❸ **미녹시딜**은 고혈압 치료제로 먹고 바르는 것 두 가지 방법이 가능. 세동맥을 확장해 혈압을 낮추는 작용을 해서 건강하지 않은 사람이 탈모 치료를 목적으로 복용할 경우, 문제가 생길 수도 있음. 가장 흔한 부작용은 심혈관계 이상(심전도 이상, 빈맥, 심내막염) 다모증, 모발의 색 변화 등.

도 있었을 거 아니에요. 그런데 기대하지 않았던 효과가 나타난 거예요. 머리카락이 확 난 거지요. 성욕이 감퇴되고 여성화가 심하게 진행될 수도 있지만 머리카락은 나요. 그런데 탈모라고 해도 누가 그런 부작용을 감수하고 약을 먹겠어요? 안 먹죠. 그래서 용량을 낮춰봤어요. 피나스테라이드 1mg을 복용했더니 성욕 감퇴, 발기 부전이 거의 나타나지 않거나 최소화됐어요.

또 다른 약으로 두타스테라이드가 있어요. 흔히 말하는 아보다트의 성분이지요. 이 약은 합성 여성 호르몬이에요. 그래서 남자가이 약을 먹으면 당연히 성욕 감퇴가 나타나고 여성형 유방이 생기는 경우도 있어요. 운동도 안 했는데 가슴이 나와요. 이런 부작용을 알고 약을 먹으니까 부정적인 플라시보 효과가 나타나기도 하지요. 그런데 머리카락이 없어서 크게 잘못될 일은 없잖아요. 냉정하게 얘기하면….

부작용 무서워서 안 먹고 이럴 일이 아니네요.

제가 깔끔하게 정리할게요. 어리석은 판단이에요. 부작용이 나타나면 끊으면 돼요. 대신에 머리카락은 다시 빠지겠지요. 그 약 먹으면 고자 된다더라. 너 괜찮겠니? 하루에 10mg씩 먹으면 머리카락은 확나고 완전히 화학적으로 거세된다더라. 말도 안 되는 얘기예요.

사람이 또… 워낙 공포심이라는 게 있다 보니까.

공포심을 조장하는 인터넷 매체 같은 것들은 자기 이익을 얻기 위한 저의가 있는 건 아닌지 분명히 알아야 해요. 그걸 모르면 환자는 '호구'가 아니라 '호갱'이 되는 거예요.

그래서 함익병원이 필요한가 봐요

② 탈모 증상에 따라 다른 약을 먹어야 한다?

피나스테라이드, 두타스테라이드, 미녹시딜, 이 세 가지 약이 발모 스타
일에 차이가 있나요? 탈모인들의 증언에 의하면 M자형 탈모에 피나스
테라이드는 그다지 효과 없다는 이야기도 있더라고요. 여성은 세 가지
탈모약 중에서 미녹시딜만 **복용할 수 있는 거쇼?** 혹시 다른 약을 먹으
면 몸에 이상이 생길 수도 있나요? 미녹시딜은 10년 이상 된 장기 탈모
나 선천적인 탈모에는 그다지 효과가 없다던데…. 혹시 탈모약을 복용
하기 전에 주의할 필요가 있는 사람도 있을까요?

가임기 여성이 복용하면 기형아 출산의 위험이 있어요. 18세 미만
소아나 갑상샘 등 지병이 있는 분들은 의사나 약사와 꼭 상의한 뒤
복용해야 해요.

원장님이 드시는 약은 셋 중 어떤 제품인가요?

저는 두타스테라이드(아보다트) 먹어요.

만약에 제가 지금 탈모약을 먹는다면 선생님처럼 아보다트를 먹으면 될
까요?

이 약은 여성에게 권하기 어려워요. 기형아 출산의 위험이 있거든
요. 만지는 것도 안 돼요. 가임기 여성은 당연히 안 돼요. 아이를 낳
을 계획이 없으면 먹어도 되지요. 또 다른 문제가 있어요. 여성들
이 폐경 후 에스트로겐을 계속 복용하면 유방암 발병률이 올라간
다는 논쟁이 지금도 있잖아요. 유방암을 일으켰다는 보고는 아직

까지 한 케이스도 없지만 말이에요. 실제로 유방암은 가족력에서 비롯되는 경우가 되게 많지요.

아, 그렇군요. 그럼 여성은 피나스테라이드와 두타스테라이드 두 가지는 다 못 먹는 거예요?

예, 다 먹으면 안 돼요. 30대 초반 여성이 탈모로 고민한다면 저는 바르는 약을 권합니다.

바르는 약이 있어요?

바르는 약은 원래 미니프레스라고 하는 혈압약으로 개발됐어요. 말초혈관 확장제로 나온 미니프레스라는 약이 있는데 혈압이 조절되면서 머리카락이 잘 나는 거예요. 그런데 정상적인 혈압을 가진 사람이 썼더니 머리카락은 나는데 픽픽 쓰러졌어요. 혈압이 너무 낮아지니까. 그래서 발모 작용에 주목해 약을 만들었지요. 이 약은 기형아를 출산할 위험도 없고, 성욕도 감퇴되지 않아요. 부작용이 없어요.

제일 좋은 거 아니에요?

제일 좋지만 효과가 먹는 약보다 좀 떨어져요. 바르기만 하니까 당연하지요. 여성들은 3%, 남성들은 5%를 쓰는데, 이렇듯 용량에 차이가 나는 이유가 있어요. 두피에 약을 바르잖아요. 약을 바르면 두피의 혈관이 늘어나요. 후끈후끈한 느낌도 들어요. 혈관이 늘어나면 심장에서 피가 올라오죠. 어디를 거쳐 가지요? 턱도 거쳐 가고, 코도 거쳐 가고… 이렇게 올라갈 거 아니에요. 혈관이 다 연결돼 있으니까. 그래서 여자들의 경우 어떻게 되냐면 수염이 나요.

미녹시딜은 바르기도 하잖아요. 보통 머리를 감고 청결한 상태에서 바르는데, 어떻게 바르는 게 좋을까요? 약을 바르고 나면 너무 떡이 져서 고민이라는 분들도 많으시더라고요.

마이녹실, 미녹시딜은 약간 지용성이에요. 바르면 두피에 침투해야 되기 때문에 완전 끈적끈적한 제제인 거죠. 불편하다는 의견이 많아서 로게인이라고 무스 타입 약제가 새로 만들어졌어요. 두피에 바르면 물처럼 변해요.

약에 따라 발모 스타일이 다른가요? 중앙이 아니라 M자형 탈모라면 뭐가 좋을까요?

탈모 유형에 따라 어떤 약이 좋다고 주장하는 말들은 많지만, 유의미한 차이는 없어요. 헤어 사이클이란 게 있어요. 머리카락은 항상 고정돼 있는 게 아니라 빠질 때가 되면 다 빠져요. 사이클 횟수가 유전자로 정해져 있다고 보면 돼요. 3~4년 정도의 성장기, 봄 여름이 있고요. 그다음에 3주 정도의 가을 퇴행기가 있고, 석 달 정도의 휴식기가 있어요. 겨울이지요. 정상적인 사람은 보통 스무 사이클을 그려요. 3년 하고 석 달이니까 넉넉히 4년으로 잡으면 80세까지는 머리카락이 많을 수도 있지요. 운이 나쁘게 여섯 사이클만 돌고 끝나는 사람도 있어요. 그러면 열여덟 살, 스무 살이면 빠지기 시작하는 거죠. 약을 먹으면 사이클 횟수가 늘어난다고 보면 돼요.

탈모 주사와 시술이 가성비가 더 좋다?

자신의 몸에 대해 잘 알고 탈모약을 먹으면 안전하다는 말씀이시군요.

그런데 안타깝게도 탈모약을 먹어도 효과를 못 보는 분들도 있어요. 이런 분들이 기댈 곳은 사실 모발 이식 수술밖에 없어요. 그런데 이 수술이 저렴한 편은 아니라고 들었어요. 보통 몇백만 원대고, 모발 이식 개수나 수술 회차에 따라 비용이 추가된다고 하더라고요. 그래도 평생 약 먹는 것보단 확실한 방법이라 선택하는 분들도 있어요. 그리고 바르는 탈모약 말고 두피에 주사를 맞는 경우도 있다고 들었어요. 바르는 것보단 직접 주입하니까 주사가 더 효과적이겠죠?

저는 탈모 주사는 추천하지 않아요. 중요한 논문에서 인정되거나 교과서에 등재되거나 그러지는 않았거든요.

제가 언뜻 생각하기로는, 약도 먹어봐야 아는 거고 주사도 맞아봐야 아는 건데 맞아보실 생각을 안 하는 특별한 이유가 있나요?

가성비를 따져야죠. 절대 싸지 않거든요. 약 먹는 손쉬운 방법이 있고 머리카락이 잘 난다면 그냥 약을 먹으면 되지 않을까요. 비용 대비 효과를 따져보자는 거죠.

비용 대비 효과를 따져라!

하지만 어쨌거나 약을 복용할 수 없거나 시도해볼 마음이 있는 분들은 한번 생각해볼 만하다?

여성이다. 임신해야 된다. 남성인데, 약을 먹으니 여성화가 일어난다. 이런 경우는 당연히 그런 방법을 시도해봐야겠죠.

마지막으로 모발 이식 수술… 이건 엄청 비싸더라고요?

따지고 보면 엄청 비싼 것도 아니에요. 이식한 모발이 다 살아 있거든요.

했을 때는 완전 좋았다가 갑자기 한 3년 후쯤 모두 다…?

심은 게 빠지는 건 아니고요. M자형으로 빠진 부분만 수술했다고 가정해보지요. 약을 안 먹으면 탈모가 진행되는데, 이것만 살아남아요. 정말 소뿔 나듯이 이런 사람도 있어요. 약을 계속 먹고 바르겠다는 전제 조건이 있어야 해요.

모발 이식 수술의 허와 실

🍂 주로 머리숱이 많은 후두부의 모발 뿌리인 모낭을 500~5000모 정도 채취해 이마나 정수리 부분으로 옮겨 심는 시술. 머리숱 정도, 곱슬머리 여부, 생착 정도 등 다양한 요인으로 사람에 따라 그 효과의 편차가 큼.

🍂 성공할 경우, 자연스러워 외모에 자신감이 생길 수 있으나 비용이 꽤 많이 들며, 엄청난 통증이 동반되고, 자칫 잘못되면 흉터가 생길 수도 있음. 또한 이식하더라도 생착률이 떨어지면 다 빠질 수도 있음. 머리숱의 한계상 무한정 할 수 없는 수술이며 현 시점에선 기껏해야 M자형 탈모의 공백을 메울 만한 수준이라는 것이 정설.

탈모에 도움이 되는 부가 제품들

탈모가 걱정된다면 탈모약을 먹으라고 하셨지만, 그래도 여전히 걱정되거나 아직 약을 먹을 정도는 아닌 분들은 탈모를 예방하기 위해 다른 방법을 사용해요. 바로 탈모 방지용 샴푸, 탈모 치료 레이저 기기인데요. 탈모 방지 샴푸로 머리를 감으면 정말 머리가 덜 빠지나요?

탈모 방지 제품은 발모제가 아니라는 점을 명심해야 돼요. 식약 보고가 있는 검증된 제품의 경우, 탈모 진행을 늦춰주는 효과가 있긴 하지만, 지연시킬 뿐이지 머리가 빠지지 않는 것은 아니라는 점을 꼭 기억하세요!

탈모 방지 샴푸의 성분과 효과

❶ 국가기관인 식품의약품안전처에서 탈모 방지 샴푸의 필수 성분으로 꼽은 네 가지 원료, 즉 판테놀, 니아신아마이드, 바이오틴, 아연피리치온(줄여서 판나비온)이 모두 들어가 있는 샴푸를 말함. 이들 성분은 피부의 건조, 안티 에이징, 비듬 등에 확실한 개선 효과를 보인 것들로, 모발을 재생시키고 성장할 수 있도록 영양 공급을 도움. 또한 두피 벽을 강화하고, 피지 생성량을 조절해 두피를 안정시키며, 비듬균을 억제하는 효과가 있음.

❷ 2017년 탈모 방지 샴푸와 관련된 화장품법이 개정되면서 제약회사 아닌 화장품 회사에서도 기능성 샴푸를 만들 수 있게 되면서 과대 광고된 제품이 많아짐. 매년 공식적으로 임상시험을 실시하는데, 어느 정도 탈모 개선 효과가 입증되어야 식약 보고번호를 받을 수 있음. 따라서 탈모 방지 샴푸를 구매할 때는 꼭 식약 보고번호가 있는지 확인할 것. 또한 원료가 인증 받은 것과 샴푸 자체가 인증 받은 것은 확실히 다르다는 것을 알아야 함.

❸ 무엇보다 중요한 것은 탈모 방지 샴푸는 발모제가 아니라는 점! 그러나 제대로 된 샴푸라면 탈모 진행을 늦춰줄 수 있음. 10개 빠질 게 5개만 빠지는 정도. 하지만 머리를 새로 나게 하는 것은 절대 아님!

마지막으로, 원장님의 평소 두피 관리법이 있다면?

하루에 한 번씩 감아요.

샴푸는 뭐 쓰세요?

그냥 아무거나. 이름도 몰라요.

그냥 한 번만 감으세요? 저는 약간 애벌빨래 하듯 두 번 감거든요.

왜 두 번씩 감아요? 시간 낭비, 샴푸값 낭비, 물값 낭비, 다 낭비예요.

두피 관리, 중요한 것은 청결!

❶ 건강한 두피, 깨끗한 모공이 무엇보다 중요! 두피가 건강해야 머리카락이
덜 빠지고, 빠지는 속도보다 자라는 속도가 빨라짐.

❷ 잦은 염색이나 탈색, 잘못된 머리 감기 습관, 지루성 두피염 등 두피를 잘
관리하지 않으면 자연히 머리카락이 많이 빠짐! 유전적인 영향도 있지만
그보다 중요한 것은 올바른 생활 습관임을 명심할 것.

오늘의 진료평

탈모에 대해 속 시원히 알아봤습니다. 오늘의 진료를 한 줄 평으로 표현하신다면?

탈모, 호갱 당하지 마세요. 약 먹으면 됩니다. 두피 건강 잘 챙기시기 바랍니다!

> # 탈모, 호갱 당하지 마세요.
> ## 약 먹으면 됩니다!
> ### - a.k.a 대머리 함일병 -

ep.2

#영양제

비타민 C 먹지 마라,
영양제 파헤치기

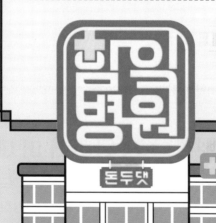

일일병원

돈두댓

CONTENTS

오늘의 주제: 영양제

 나이도 들고 밤낮으로 일하다 보니 늘 피곤해요. 그래서 요즘 부쩍 영양제를 좀 챙겨 먹어볼까 하는 생각이 드네요. 인터넷이나 TV를 보면서 몸에 좋다는 것을 이것저것 샀거든요. 그래서 원장님께 여쭤보고 싶어요. 영양제 얼마나, 어떻게 먹어야 좋을까요?

최근 유행하는 '핫한' 영양제

 손 아나운서는 운동도 열심히 하고 건강한 편인데 뭘 그렇게 챙겨 드시려고 하세요? 함익병원 슬로건이 '하지 마, 먹지 마, 오지 마'인 거 몰라요? 일단 뭘 어떻게 먹는지 말씀해보세요.

 일단 아침에 일어나자마자 빈속에 유산균을 먹어요. 아침을 먹고 난 후엔 마그네슘, 바이오틴(비타민 B), 비타민 C, 비타민 D를 먹어요. 점심을 먹은 후엔 오메가3를 먹고요. 저녁을 먹은 후엔 오메가3와 마그네슘을 먹지요.

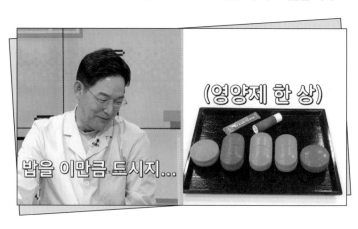

너무 과식했다 싶은 날엔 CLA를 하나 먹어요. 이게 약간 칼로리 컷 효과가 있거든요. 마지막으로 자기 전에 칼슘제를 먹어요. 또 피부 관리를 빼놓을 수 없잖아요. 그래서 마시는 콜라겐과 여성 유산균을 먹습니다.

와, 먹는 순서 다 기억할 수 있어요? 시간 맞춰서 약 챙겨 먹다가 하루가 다 가겠네요.

그래서 알람을 맞춰놓지요. 요즘엔 약 먹는 시간을 알려주는 휴대폰 앱도 많이 생겼어요.

메가도스. 그래서 해? 말아?

그런데 저는 절대로 많이 먹는 편이 아니에요. 하루에 10알 조금 넘게 먹는데, 좀 관심 있다 하는 분들은 하루에 20알, 30알도 드시더라고요. 메가도스하시는 분들도 있는데….

그렇게 약을 많이 먹으니까 밥을 못 먹지…. 메가도스 요법의 효과를 놓고 이야기들이 많아요. 흔히 비타민 C 메가도스로 잘 알려져 있지요. 비타민 C의 하루 필요량이 1800mg 정도인 것으로 알고 있는데, 이를 뛰어넘는 양을 섭취하는 거예요. 그렇게 하면 감기가 예방된다는 주장이 있어요. 그런데 임상적으로 비타민 C 메가도스를 했더니 바이러스 저항력이 높아졌더라 하는 논문은 유명 저널에서는 찾아볼 수 없어요.

의사들 중에도 비타민 C의 효용성에 대해서 긍정적으로 보는 분들은 되게 강조하세요. 그런데 비타민 C가 모든 병을 예방하는 것처럼 얘기하는 것에 대해 저는 좀 부정적이에요. 아니, 밥 잘 먹으면 되지, 과일 먹고 그러면 되지, 굳이 그걸 또 먹어야 돼? 라고 하는 분들도 있어요.

영양제는 칼로리가 전혀 없어요. 체중을 정상적으로 유지하지 못하는 사람이 영양제를 이것저것 챙겨 먹는다고 해서 몸에 활력이 생기는 건 아니에요. 정말 아무것도 못 먹거나 식사를 제대로 못하거나 영양을 골고루 섭취할 수 없는 분이 이렇게라도 해서 필수영양소를 섭취하겠다고 그러면 말릴 일은 아니지만, 멀쩡한 사람이 영양제를 왜 먹어요? 한계 효용 체감의 법칙이라고 아세요? 이거는 모든 생물학의 기본이에요. 약하고 아픈 사람이 영양제를 먹으면 좀 좋아지기도 해요. 근데 멀쩡한 사람이 먹었다고 해서 더 좋아지느냐 하면 그렇지 않아요. 더 좋아지게 해주세요, 이게 틀린 얘기라는 거지요.

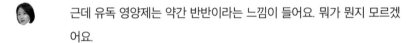

근데 유독 영양제는 약간 반반이라는 느낌이 들어요. 뭐가 뭔지 모르겠어요.

비타민이라는 게 바이탈, 생명에 필수적이다, 여기에서 나온 이름이에요. 비타민 결핍에 대한 최초의 보고는 비타민 C와 관련된 거예요. 옛날 대항해 시대 때 배 타고 멀리 가야 됐잖아요. 배에다 뭘 실어요? 고기랑 밀가루, 빵 같은 것을 챙겨서 싣고 가요. 그런데 사람들이 잇몸에서 피를 줄줄 흘리는 괴혈병에 걸린 거예요. 이상하잖아요. 분명히 때맞춰서 밥 먹었는데…. 그런데 이 사람들이 뭘 못 먹었겠어요? 바로 채소예요. 그래서 뭐가 필요한 건가 생각해봤더니 바로 비타민 C였던 거예요. 극소량이지만 생명을 유지하는 데 꼭 필요하다. 그래서 '바이타민(Vitamin)'이라고 이름이 붙은 거예요. 그러면 많이 먹으면 좋으냐. 비타민 C를 많이 먹으면 소변으로 다 나오죠. 비싼 소변을 누는 거예요.

채소, 과일 같은 것을 따질 때 왜 그런 말 하잖아요. 귤 하나에 비타민이 얼마 들어 있고, 사과에 비타민이 얼마 들어 있고, 이런 얘기 하잖아요.

아무 의미 없어요. 그냥 맛있게 드세요. 내게 필요한 비타민 C를 다 먹으려면 과일을 한 바구니는 먹어야 돼요. 그냥 밥 다 먹고 난 다음에 디저트 정도로 먹으면 돼요.

식사&과일이면 충분

많은 분들이 메가도스 복용법에 관심을 갖는 이유 중 하나가 면역력을 높여준다는 말 때문인 것 같아요. 게다가 암 치료에도 효과가 있다고 하니 대박이잖아요!

반대로 이런 이야기는 들어본 적 없어요? 비타민 C를 먹고 암에 걸렸다!

어? 그러고 보니까 그런 말도 들어본 것 같아요. 그럼 도대체 어느 말이 맞는 건가요? 비타민 C가 암을 치료한다는 얘기도 있고 암을 일으킨다는 얘기도 있어요.

일단 기본적으로 우리나라 국민들의 평균 수명이 계속 늘어나고 있잖아요. 진단이 많이 되니까 암 발생률이 높아진 것처럼 보이지만, 사실 평균 수명은 늘어나고 있어요. 그런데 여기 비타민 C가 지대한 영향을 미쳤을까요? 저는 그렇게 생각 안 해요.

메가도스란 무엇인가?

🥄 메가도스(Mega-dose)는 1회 복용량을 뜻하는 '도스(dose)' 앞에 '메가 (Mega)'라는 수식어가 붙어 1회 복용량을 넘겨 비타민 C를 복용하는 방법. 일반적으로 권장량을 넘겨서 복용하면 메가도스라고 이해하면 됨. 비타민 C의 하루 권장 식이 허용량은 90mg이며, 허용 가능 최대 섭취량은 2000mg(미국 국립 아카데미 의학연구소).

🥄 노벨 화학상 수상자 라이너스 폴링이 감기를 예방하고자 비타민 C를 매일 3000mg씩 복용하면서 긍정적인 변화가 생겼다고 느끼자 이에 대한 논문을 출간함. 후에 영국의 외과 의사가 말기 암 환자들에게 비타민 C를 제공하는 임상시험을 한 뒤 비타민 C를 투여한 환자가 그렇지 않은 환자보다 생존 확률이 네 배 높아졌다고 주장하면서 메가도스가 유명해지기 시작함.

그러면 그건 어떻게 생각하세요? 국내 한 병원에서 고용량 비타민 C 치료법으로 암 환자를 치료했대요.

어느 병원에서요? 인터넷 같은 데는 그런 이야기가 굉장히 많이 나와요. 그런데 모든 암 환자에게 비타민 C를 과량 투여해서 그런 논문이 나왔을까요? 아니에요. 실험도 하지 않았을 거예요.

반대로 또 이런 이야기도 있어요. 비타민 C를 많이 먹자 방광암 발생률이 52%나 더 높게 나왔다….

52%라는 건 통계적인 수치일 뿐이에요. 예를 들어, 1000명의 사람에게 비타민 C 메가도스를 했을 때 5명한테 방광암이 생겼다. 메가도스를 하지 않은 사람들에게는 자연 발생적으로 3명 정도 생

겼다. 이렇게 비교해보면 40% 정도가 나와요. 3명에서 5명으로 늘어났다면 어떤 느낌이 들어요? 별로 그렇게 많이 늘어난 것 같지 않지요. 그런데 40% 이상이라고 그러면?

그럼 완전 달라지지요.

그러면 "오, 그래?" 이렇게 되는 거예요. 거짓말한 건 아니지요. 어떻게 보면 자기한테 유리한 통계적 처리 기법을 이용해서 자기가 주장하고 싶은 바의 근거를 대는 거예요. 비타민 C를 많이 먹으면 감기가 예방된다? 글쎄요. 비타민 C를 많이 먹은 사람들을 봤더니 방광암이 확 증가했다? 글쎄요. 이게 주류 의사들의 생각이에요. 이게 과연 유의미할까요?

비타민 C는 우리 몸에 중요하잖아요. 그런데 현대인들은 이런 걸 못 챙기면서 살고 있지요. 다들 바쁘고 시간이 없고 이러다 보니까….

그런 생각을 바꾸지 않고서는 건강할 생각을 버려야 해요.

그럼 어떻게 해요. 아침 먹을 시간이 없는 사람들은 비타민이라도 먹는 게 낫지 않아요?

아침을 먹어야죠. 먹어야 돼요. 거기에는 타협의 여지가 없어요. 팁을 하나 알려드릴게요. 믹서에 우유 하나, 요구르트 하나, 냉장고에 있는 색깔 있는 채소 전부 다! 달걀은 반숙이 좋은데 급하면 날계란을 넣어도 돼요.

잠깐만요. 우유, 요구르트, 채소 넣고 계란을 넣으라고요?

맛은 생각하지 마세요. 건강을 생각하세요. 그냥 벌컥벌컥 들이켜세요. 1분이면 끝나요. 나 같으면 그렇게 하지 영양제는 안 먹어요. 못 한다는 것은 핑계예요. 사람들이 자꾸 편법을 찾는데, 내 건강을 지키기 위해선 정도를 따라야 해요. 정도에 벗어나 편법으로 뭔가 하겠다? 안 돼요.

안 되는 건 알겠는데 어렵다고 가정해볼게요. 정말 어렵다고 가정하면 아예 안 먹는 것보다 영양제라도 챙겨 먹는 게 좀 더 낫지 않을까요?

나을 수는 있죠. 전혀 효과 없다고 말할 생각은 없어요. 영양제를 먹고 활력이 생겼다고 느낀다면 드시면 돼요. 그런데 인간의 활력은 정해져 있어요. 열심히 먹으려고 애를 써야 된다는 거예요.

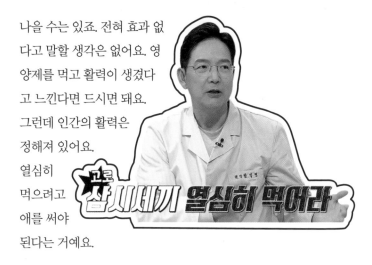

암 환자의 생존 확률은 과장된 거라고 치더라도 비타민이 우리 몸에 꼭 필요하다는 건 부정할 수 없는 사실이잖아요. 이건 인정하시죠?

그건 인정해요.

비타민뿐만 아니라 영양제 가운데 인기 많은 유산균, 오메가3, 마그네슘, 칼슘, 아연, 셀레늄 등 전부 다 우리에게 꼭 필요한 요소이지요. 부족한 사람보다는 열심히 영양제를 챙겨 먹는 사람이 당연히 더 건강하지

비타민 C, 암을 치료한다?! vs 일으킨다?!

🥄 국내의 한 병원에서 고용량 비타민 C 치료법으로 암 환자를 치료하기도 함 (항암 치료를 견디지 못하는 환자들의 경우, 고용량 비타민 C 주사 치료를 함).

🥄 반면, 항산화 보충제를 먹으면 방광암 발생률이 52%나 높아진다는 임상시험 결과도 있음. 요로 결석을 일으킨다는 결과도 있음.

🥄 미국 최고의 종합병원으로 평가받는 메이오 클리닉에서 진행한 임상시험 결과, 비타민 C 메가도스가 암을 치료하는 데 별다른 효과가 없는 것으로 판명됨. 대한화학회의 《화학백과》에 비타민 C를 다룬 부분을 보면 과량의 비타민 C를 정맥에 주사할 경우 난소암 조직의 성장을 억제 혹은 죽게 했지만, 전립선암과 폐암에는 아무런 효과가 없었다고 함.

않을까요? 원장님도 종합 비타민제 정도는 드시죠?

나는 전혀 안 먹어요. 먹을 필요가 없다고 생각해요. 반찬과 과일 정도만 잘 챙겨 먹으면 필요한 비타민 C는 다 섭취했다고 보셔도 돼요.

근거 있는 얘기인가요?

인류 역사가 근거예요. 그렇게 살아왔잖아요. 사실 비타민 C를 챙겨 먹지 않는 사람이 더 많거든요. 그렇다고 다들 비타민 C 결핍증으로 괴혈병이 생기고 뼈가 망가지는 건 아니에요.

영양제는 그럼 안 드시는 거예요? 하나도?

네. 영양제 먹어서 내 몸을 건강하게 하겠다, 그거는 말이 안 되는 얘기예요. 사람마다 몸무게가 다 다른데 그게 무슨 의미가 있어요.

그럼 영양소를 어떻게 챙기세요?

매일 7색 채소를 꼬박꼬박 챙겨 먹고, 밥 잘 먹고, 과일 먹고 하면 돼요.

7색 채소요? 설마… 빨강 토마토, 주황 당근, 노랑 레몬, 초록 브로콜리, 보라 가지, 검정 우엉, 흰색 양배추… 이 7색 채소 말씀하시는 건가요?

노인, 과다한 약 복용은 좋지 않다!

🥄 보건복지부의 발표에 따르면 75세 이상 노인 10명 중 7명 정도가 다섯 가지가 넘는 약을 만성적으로 먹는다고 함. 오메가3, 비타민, 은행잎, 홍삼, 루테인, 관절 영양제 등 각종 영양제와 건강 기능식품을 먹고 있는 것. 그러나 장기 기능이 떨어져 간의 해독과 신장의 배설 속도가 느려진 노인이 약을 과다하게 복용할 경우, 오히려 독이 될 수도 있음.

🥄 대표적인 증상으로 속이 불편해지거나 소화기관에 영향을 주어 속이 쓰리거나 아픔. 당뇨 환자는 글루코사민을 섭취하면 혈당 수치가 올라갈 수도 있음. 이뇨 작용을 하는 고혈압약을 복용할 경우, 혈액 속 칼륨 농도가 증가하거나 나트륨 농도가 감소하는 고칼륨혈증이나 저나트륨혈증 같은 문제로 이어질 수도 있음.

🥄 메가도스의 부작용으로 신장 결석, 설사, 구역, 가슴앓이, 위염, 피로, 홍조, 두통, 불면증 등이 있음. 이런 증상이 나타나면 당장 복용을 중단해야 함. 과다한 철분 흡수는 간질 환자에게 문제를 일으킬 수 있음. 신부전 환자는 특히 비타민 C 요법을 피해야 함.

아주 잘 알고 있네요~ 식물의 화학 물질인 피토케미컬 색깔을 다섯 가지로 분류하고 거기에 흰색, 검은색을 추가해서 7색 채소라 하는데, 여기에 우리 몸에 필요한 영양소가 다 있어요. 영양제는 왜 먹나? 7색 채소 먹고 삼시 세끼 든든하게 챙겨 먹으면 돼요. 영양제, 그거 다 돈 낭비고 상술이에요.

바쁘다 바빠. 현대 사회 아닙니까. 아침에 눈 뜨자마자 회사 나가기 바쁘고, 저녁 늦게 집에 들어오거나 친구랑 술 한잔하거나 드라마 보면 바로 잘 시간이에요. 매일 마트 가서 채소 사다가 씻고 손질하고… 너무 힘들어요. 그래서! 사람들이 간편하고 빠르니까 영양제를 먹는 거예요.

내 말이 그 말! 영양제 먹는 사람들은 게으른 사람이다!

그럼 게으르다고 치고요. 채소로 비타민을 적게는 2000mg, 많게는 6000mg 정도 섭취하려면 엄청 많이 먹어야 할 것 같은데요? 코끼리가 먹는 만큼 먹어야 할 것 같아요.

영양제 없이 건강해지는 법

어떤 약이든 부작용이 있을 수 있지만, 반대로 효과를 본 사람이 있다면 해볼 만하지 않을까요? 그래서 제가 확실히 효과를 봤다는 사람을 찾아봤어요. 바로 이분입니다. 구글 임원이자 미래학자인 레이 커즈와일인데요, 메가도스를 전 세계적으로 전파했다고 해도 과언이 아닌 분입니다. 이분이 하루에 챙겨 먹는 영양제는 약 100알! 영양제에 쏟는 돈만 연간 11억 원! 그 결과, 1948년생인 이분을 검사해보니 생물학적 나이가 40대 후반으로 나왔다고 해요.

대단하네.

이러면 약간 효과 있다고 봐야 되는 거 아닙니까?

그 사람한테는 그렇지요! 제 나이가 60이거든요. 생물학적으로 얘기하면 저도 30대 정도 나올 거예요.

'나올 거예요' 잖아요.

그리고 그분이 영양제를 먹어서 그런 결과가 나온 게 아니고 분명히 저랑 비슷하게 살 거예요. 일찍 자고 일찍 일어나고 운동도 열심히 하는 분일 거예요. 절대로 영양제를 먹는 것만으로 그렇게 된게 아닐 거예요.

그렇지 않고 영양제만 먹고 그렇게 됐다면? 일리가 있다?

그런데 영양제를 11억 원어치 먹을 수 있는 사람이 전 세계에 몇 명이나 될까요?

원장님처럼 아침 점심 저녁 챙겨 먹고, 매일 운동할 수 있는 여건을 가진 사람도 거의 없죠.

운동할 시간, 밥 먹을 시간 없을 정도로 일에 쫓긴다면 저는 그런 회사는 그만둬야 한다고 그래요. 핸드폰에 쓰는 시간, 영화 보는데 보내는 시간, 저는 그 시간에 운동해요. 새 나라의 어른이는~

일찍 일어납니다~

근본적인 취지는 그거예요. 다 바뀌어야 된다는 거예요. 그 바뀌는 게 영양제가 바뀌는 게 아니라 내 마음이 바뀌어야 되고 내 생활 태도가 바뀌어야 되는 거예요. 행복의 조건에 대해 연구한 미국 논문에 나오는 일곱 가지 조건이 있어요. 부부 관계가 행복해야 한다. 술 많이 마시지 마라. 담배 피우지 마라. 체중이 정상이어야 한다. 한 시간씩 운동해라. 긍정적으로 극복할 수 있는 자기만의 방법이 있어야 한다. 공부해라.

지어내신 거 아니에요? 하긴 이분이 지키는 건강 수칙 다섯 가지가 있다고 해요. 1, 체중과 식단 조절. 2, 매일 60분씩 걷고 일주일에 서너 번 근력 강화 운동 하기. 3, 매일 머리를 써서 뇌의 노화 방지하기. 4, 디톡스 수칙을 지키기 위해 담배를 피우지 않고 공기정화장치를 사용하며 매일 알칼리수 마시기. 5, 건강검진의 생활화. 이분도 할 거 다 했군요. 건강하게 살기 힘드네!

아무튼 무엇보다 중요한 건 건강한 생활 습관이에요. 건강한 식습관, 생활 습관 없이는 영양제를 아무리 잘 챙겨 먹어도 소용없어요. 술, 담배 실컷 하고 영양제 먹으면 무슨 소용 있겠어요? 걸릴 병에 안 걸리거나, 더 오래 사는 것엔 무척 미미한 영향을 미칠 뿐이에요. 건강에 관한 관심이 습관의 개선으로 이어져야지 약에 의지하면 안 돼요.

비싼 한약, 효과 있을까?

양약 이야기만 할 수 없죠. 어렸을 때 몸이 허해지면 부모님이 한약을 지어주셨잖아요. 한약을 챙겨 먹는 것에 대해선 어떻게 생각하시나요?

지인들이 때가 되면 인삼도 보내주고 녹용도 보내주곤 해요. 너무 고맙죠. 이런 선물을 받으면 두루두루 나눠 먹어요.

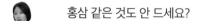 홍삼 같은 것도 안 드세요?

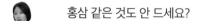 홍삼은 먹어요. 그냥 음식처럼 먹어요. 먹고 나면 좀 더 에너지가 많아지는 느낌이 들기는 해요. 피곤할 때는 안 먹어요. 피곤할 때는 그냥 쉬어요.

한약의 효과에 대해

🦴 한약은 약재에 담긴 기(氣)로 몸의 체력을 보충하거나 저항력을 증진시키고, 나아가 면역력을 향상시켜서 질병을 막거나 치료하는 원리. 대표적인 약재로 인삼, 백출, 황기, 녹용, 당귀, 숙지황 같은 것들이 있음. 피로감을 느끼거나 소화기관이 약하고 몸이 차고 혈압이 낮은 사람들이 주로 복용함.

🦴 한약을 복용할 때는 소고기, 닭고기, 커피, 인스턴트 음식, 술, 담배, 우유 등 먹지 말아야 할 음식들이 많음. 식이조절을 해서 몸이 좋아진 것인지 한약을 먹어서 몸이 좋아진 것인지에 대해 회의적인 시선도 있음.

약, 올바르게 먹는 방법

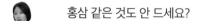 보통 약을 먹을 때 식후에 먹으라고 하잖아요. 그런데 유독 우리나라에서만 식후 복용을 강조한다는 말도 있더라고요? 약은 어떻게 먹는 게 가장 좋을까요?

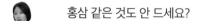 약을 짓고 나면 약사들이 복약 지도를 해주잖아요. 그거 따르면 아무 문제 없이 약을 복용할 수 있어요. 영양제 같은 경우에는 포장

상자에 복용법이 나와 있기도 하지요.

약, 올바르게 먹는 방법

🥄 대한약사회에 따르면 약을 꼭 식후 복용해야 하는 것은 아니다. 속쓰림이나 소화불량 등 위장 장애를 방지하고, 약 먹는 시간을 잊지 않도록 당부하기 위해서일 뿐. 약을 복용할 때는 시간을 고르게 나눠서 복용하는 것이 가장 좋은 방법. 예를 들어 하루에 3번 복용한다면 깨어 있는 시간을 3등분해 5~6시간 간격으로 먹는 게 가장 합리적.

🥄 다만 무좀약, 당뇨약, 갑상선약, 결핵약 등 반드시 식후 복용해야 하는 약도 있으니 반드시 명시된 용량과 용법을 지켜서 복용할 것. 또한 주어진 모양 그대로 먹는 것도 중요. 마음대로 쪼개거나 빻아서 복용하면 안 됨. 대부분 약은 원하는 시간에 녹으면서 약효를 내도록 만들어지기 때문에 만들어진 모양에도 과학적 설계가 들어가 있음. 약은 미지근한 물 250ml(대략 1컵)와 함께 먹어야 제대로 된 약효를 낸다는 것도 기억할 것. 물이 아닌 다른 음료를 같이 마실 경우, 음료가 약의 성분을 방해하기 때문. 입안에서 녹여 먹거나, 그냥 삼켜야 하는 등 먹는 방법도 다양하니 약사의 지시를 꼭 참고할 것.

영양제, 꼭 하나만 먹어야 한다면?

 원장님은 기본적으로 약보다는 건강한 식습관과 생활 습관을 더 중요시하시는 것 같아요. 그런데 만약에 원장님이 무인도에 떨어졌어요. 7색 채소, 절대 없어요. 섬에 있는 것은 영양제뿐이에요. 딱 하나만 챙겨 드신다면 뭘 드실 건가요?

비타민 C를 먹어야죠. 부족하면 제일 먼저 증상이 나타나거든요. 그러고 나서 바다에 들어가 해초도 뜯어 먹고 물고기도 잡아먹고 고등도 캐 먹으면 되지요.

오늘의 진료평 ○ ○ ●

영양제에 대해 속 시원히 말씀해주셨습니다. 오늘의 진료를 한 줄 평으로 표현한다면?

영양제 그게 뭔데? 잘 먹고, 잘 자고, 운동하세요.

영양제 그게 뭔데?
잘 먹고, 잘 자고, 운동하세요.

- 맘마무새 Dr. 익병 -

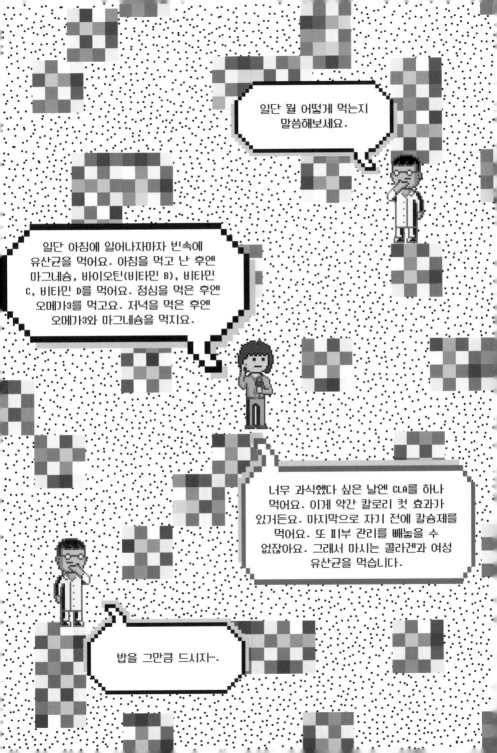

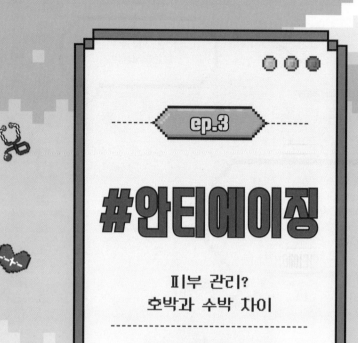

ep.3

#안티에이징

피부 관리?
호박과 수박 차이

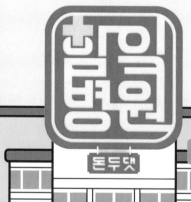

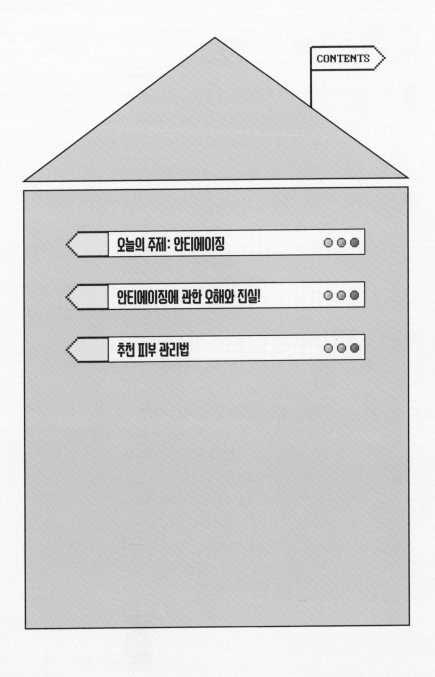

CONTENTS

오늘의 주제 : 안티에이징

 원장님이 지난번에 저한테 눈가 주름이 있다고 하셨잖아요! 그게 너무 신경 쓰여서 안티에이징 시술 받기 전에 상담하러 왔어요. 요즘엔 안티에이징 시술이 정말 다양하잖아요. 대표적으로 어떤 것들이 있는지 설명 좀 해주세요.

 정말 다양한 시술법이 있는데, 대표적인 것만 소개할게요. 하나하나 찬찬히 알아봅시다.

알고 하자! 안티에이징 시술

❶ **보톡스** : 근육의 사용을 줄여 주름을 개선하고 부피가 큰 근육의 사이즈를 감소시킨다. 주로 사각턱, 승모근, 종아리 근육 사이즈를 줄이는 데 사용. 유지 기간 3~6개월.

❷ **필러** : 피부 조직을 보충하는 물질을 넣어 주름을 개선한다. 얼굴을 입체적으로 만들어주는 시술. 주로 이마, 코, 볼, 팔자주름, 눈 밑, 턱 끝 등에 주입. 유지 기간은 국산의 경우 6~12개월, 수입의 경우 12~18개월.

❸ **레이저 리프팅** : 초음파, 고주파 장비로 늘어진 피부 조직을 수축시켜 리프팅 효과를 준다. 주로 턱이나 볼, 광대 라인과 탄력을 개선하는 데 쓰임. 유지 기간은 기계마다 다르다. 보통 3~12개월.

❹ **수술적 리프팅** : 일명 주사 요법 리프팅. 살을 찢고 실을 넣어 당겨 올리는 수술 요법. 안면거상술이 대표적인 예. 안면거상술은 유지 기간이 영구적이나 다른 경우는 대개 6~12개월 정도.

① 주름 관리, 최대한 어릴 때 시작하는 것이 좋다?!

피부과 시술과 관련, 기억해야 할 게 있어요. 많은 사람들이 하면 좋아진다고 하는데 꼭 그런 건 아니에요. 피부에 돈을 많이 들이면 뭔가 확 달라질 거다. 이건 정말 잘못된 생각이에요.

그게 잘못된 생각이라고요? 그래야 될 것 같은데….

만일에 그 논리가 맞다면 돈 되게 많은 부잣집 사장님이라든지 사모님은 얼굴이 20대여야 할 거 아니에요?

그래도 좀 많이, 좀 일찍 투자하면 낫지 않을까요? 혹시 얼리 뷰티족이란 말 들어보셨어요? 주름은 한번 생기면 되돌릴 수 없기 때문에 한 살이라도 어릴 때부터 관리하는 것이 좋다는데…, 20대부터 관리한 사람과 안 한 사람은 40~50대 들어서 확 차이가 난다는데, 정말 그런가요?

얼리 어답터는 들어봤는데 얼리 뷰티족은….

그거랑 비슷해요. 한 살이라도 일찍 관리하기 시작하면 훨씬 좋다는 건데, 저는 그 말이 꽤 신빙성 있다고 생각하거든요. 미스코리아들은 19~20살 때부터 관리하기 시작하는데, 제 또래가 된 분을 보니 저보다 피부가 훨씬 좋더라고요.

제가 환자를 30년 봤어요. 그런데 한번 보세요. 미스코리아나 다른 젊은 여성들이나 보세요. 똑같아요.

반대로 어린 나이부터 막 레이저 시술 같은 것을 받으면 노화가 많이 진행되었을 때 괜찮을지도 좀 궁금해요.

흉흉한 소문이 있더라고요. 레이저 시술을 오래 받으면 피부가 얇아진다. 지방이 녹아서 푹 꺼진다. 다 근거 없는 얘기예요. 별문제 없어요.

말도 많고 소문도 많은 시술! 종류 좀 알려주세요.

시술의 종류를 소개하기 전에 주름이 생기는 원인부터 알아봐야 하지 않을까요. 우리 피부는 표피, 진피, 피하지방 세 개 층으로 구성되어 있어요. 노화도 표피가 늙을 때, 진피가 늙을 때, 피하지방이 늙을 때로 나눠서 생각해야 돼요!

그러면 일단 내가 어디가 늙었는지 알아야겠군요.

그렇지. 그걸 알아야 해요. 피부가 있고 피하지방이 있고 그 밑에 근육이 있어요. 이마 주름은 피부의 주름이 아니고 근육이 굳어져서 생기는 거예요. 근육의 방향을 알아야 해요. 이마의 근육 방향은 수평인데 이게 수축되니까 가로로 주름이 생기는 거예요. 이마의 주름을 없애려면 근육을 풀어줘야 돼요. 그게 바로 보톡스예요. 그런데 입이라든지 코 주변에 주름이 생겨도 보톡스를 맞으면 이마처럼 좋아질 거라고 생각하는 사람이 있어요. 이건 잘못된 생각이에요. 여기가 푹 꺼진 거는 피하지방이 없어져서 그래요.

완전 다르네요.

달라요. 완전히! 사람들은 자기 친구가 보톡스를 맞고 이마가 좋아졌는데 자기는 입 주변이 푹 꺼졌다며 보톡스를 맞으러 왔대. 그런데 여긴 보톡스가 필요 없죠. 여기에 뭘 넣어야 되겠어요? 피하지방이 없어졌기 때문이니… 피하지방 자가 이식술을 하거나 필러를 넣어줘야 해요.

그럼, 주름은 일단 한번 생기면 어떤 시술로도 되돌릴 수 없나요? 옅어지게 하는 건 가능하죠?

눈가 주름은 두 종류로 나뉘어요.

일단 근육이 있을 것 같은데요?

그렇죠. 눈가는 안륜근이라고 반달 모양의 근육이 위아래로 있어요. 눈을 치켜뜨는 데는 안륜근이 70~80%, 한 20%는 이마 근육이 잡아당기는 힘이 작용하지요. 이런 게 수축하면 눈이 위로 떠지고 늘어지면 눈이 감기는 거예요. 그러면 웃으면 눈꼬리 부분에 새 발 모양으로 주름이 네 가닥 정도 생겨요. 눈가 주름은 보톡스가 답이에요. 그런데 다 펴는 것은 별로예요. 밑에 있는 한 줄 내지 두 줄은 남겨놓는 게 좋아요. 다 펴면 눈이 감기지 않거든요. 이마에 주름이 잡히면 성격이 나빠서 그런다고 하는데, 시야가 가려져서 눈을 치켜뜨다 보니 그렇게 되는 거예요. 눈 밑에는 잔주름이 잡히지요. 이건 표피, 진피가 노화돼서 그런 거예요. 여긴 바르는 약을 써서 피부 재생을 도와줘야 해요.

지방을 넣으면 안 되나요?

여기다가 지방을 잘못 넣으면 사고 나지.

어떤 사고요?

혈류 속으로 타고 들어가면 시신경에 영양을 공급하는 혈관이 막혀버려요. 그럼 시야의 4분의 1 정도가 사라지죠, 운이 나쁘면!

이런 걸 잘 알고 있어야 되겠네요.

치료법이 달라지지요.

② 국산 vs. 수입, 어느 게 좋을까?

제가 시술에 대해 알아보니까 보톡스나 필러는 국산, 수입품으로 나뉘어서 종류가 다양하고 그에 따라 가격도 다르더라고요. 성분과 효능에 차이가 있는 건가요?

비교한다면 자동차도 비싼 마이바흐부터 저렴한 경차까지 종류가 다양하잖아요.

그러면 비싼 게 좋기는 좋은 건가요?

마이바흐 타고 가면 부산까지 가는데 한 시간 걸리고, 경차 타고 가면 열 시간 걸려요? 목적지까지 가는 건 똑같아요. 그런데 마이바흐에서 다리 쭉 뻗고 음악 들으며 뒤에 편히 앉아 막 마사지 받으면서 와인 한 잔 마시면서 가는 거 하고 좁은 데 끼어서 가는 거는 피로한 정도도 다르고 좀 차이가 있죠. 그 정도로 생각하면 돼요. 그리고 한 가지 정보를 드린다면, 보톡스를 되게 싸게 놔준다? 그건 희석을 많이 한 거예요. 어디 가니까 보톡스가 되게 싸더라? 싼 게 비지떡이에요. 제가 늘 얘기하는데 싸고 좋은 건 없어요.

프티 보톡스, 이런 것도 다?

그건 또 달라요. 가는 잔주름 있죠? 근육까지 닿도록 놓지 않고 진피 위에만 살짝 놓는 거예요. 그래서 그건 희석을 많이 해야 돼요.

③ 보톡스 궁금증

그럼 한번 자세히 알아보자고요. 제일 먼저 보톡스에 대해 여쭤볼게요. 보톡스를 맞으면 표정이 무뚝뚝해진다. O, X?

잘못 맞으면!

그럼 O이네요.

케이스 바이 케이스예요. 잘못 맞으면! 무뚝뚝해진다는 얘기가 뭐냐면 가로 주름, 미간 주름, 눈꼬리에 새 발처럼 생기는 주름, 이 세 종류가 이마에 주로 생겨요. 이 세 군데가 동시에 움직이면 웃어, 울어, 딱 이 표정이 돼요. 그런데 보톡스를 맞으면 근육을 움직여도 코 위가 똑같아. 하관만 움직이는 거예요. 그래서 표정 없이 무뚝뚝해 보이는 거지요. 미간 주름이나 이마 주름은 같이 맞아도 돼요.

그럼 이건 어떤가요? 보톡스를 자주 맞으면 내성이 생긴다, O, X?

생길 수 있다!

그럼 O이네요.

보톡스의 원래 이름은 보툴리눔 톡신(Botulinum toxin)이에요. 톡신은 단백질이지요. 단백질을 반복적으로 넣다 보면 그에 대한 항체가 생기는 거죠.

그럼 얼마나 자주 맞으면 내성이 생기나요?

개인차가 있는데 일 년에 두 번 맞아서 내성 생기는 경우는 제 임상 경험으로는 1~2%? 보톡스는 의사나 환자나 마음 편하게 생각해도 되는 게 무슨 문제가 있더라도 여섯 달이면 자연분해되거든요.

④ 필러 궁금증

다음은 필러에 대해서 여쭤볼게요. 이마에 필러를 넣고 딱밤을 세게 맞으면 그 부분만 움푹 들어간다, O, X?

그래요. 살살 문지르면 다시 자리 잡혀요.

다시 이렇게 좀 만지면?

필러는 액상이니, 계속 그 자리에 딱밤 때리면 폭 꺼지겠죠.

필러가 피부 안에서 흘러내려 다른 곳에 위치한다든가 코끝으로 빠져나왔다는 이야기도 있는데, 이런 부작용은 왜 생기는 건가요?

옛날에 처음 썼던 필러는 파라핀이었어요. 그때는 부작용이 좀 있었지요.

코끝으로 필러가 빠져나왔다, 이런 건 다 파라핀 때 얘기인가요?

새어 나오는 건 아니고, 안에서 이물 반응이 생겼어요.

원장님도 시술하면서 이런 경우를 보기도 하셨나요?

저는 그래서 안 해요.

필러 안 하세요?

제가 예상할 수 없는 일이잖아요. 의사로서 저는 굉장히 보수적이에요. 저 병원에서는 하는데 여기선 왜 하지 말라고 그래요, 라고 묻지 마세요. 성향이에요.

원장님 약간 안전빵이시네요! 그럼 필러에 관해 최근 있었던 이슈에 대해 질문드릴게요. 필러를 맞은 사람은 코로나 백신 맞으면 안 된다? 코로나 백신을 맞은 사람이 필러 맞은 부위가 심하게 부어올랐다고 하더라고요.

가능성은 있어요. 임파관이나 모세혈관을 타고 어떤 면역 반응이 생길지 예측 불가능하잖아요.

⑤ 레이저 리프팅 궁금증

요즘엔 레이저 리프팅 장비가 엄청 다양하더라고요. 대표적으로 슈링크, 울쎄라, 서마지FLX 등이 있지요.

레이저 장비들은 진피의 주성분인 콜라겐을 단단하게 해주는 작용을 하지요.

어떤 원리죠?

물리적 자극을 주는 거예요. 고주파로 주면 서마지, 초음파로 주면 울쎄라. 슈링크도 아마 같을 거예요. 타이탄은 광선이고요. 울쎄라가 제일 좋은데, 왜 그런가 하면 울쎄라는 피하지방 밑에 있는 근육까지 자극이 내려가요. 주름살을 확 펴는 데는 효과가 제일 좋지요. 그래서 제일 아프기도 해요.

그럼 서마지는 어때요?

서마지는… 모든 생체 조직에는 전기 저항이 있어요. 저항도가 가장 높은 데가 피하지방으로, 전기가 제일 안 통해요. 거기서 열이 제일 많이 생긴다는 얘기죠.

아니, 근데 원장님은 레이저 시술 받지 말라는 말씀을 많이 하신다면서요?

필요한 사람에게 조언하는 거지.

불필요하니 굳이 하지 말라?

내 얼굴의 4분의 1 정도를 시술해봤어요. 그 정도면 분명히 달라야 하는데 구별하지 못하더라고요. 얼굴 전체를 다 했으면 좋아졌는지 나빠졌는지 누가 알아요?

지금 보면 좀 다르신 것 같은데요.

답을 가르쳐주고 거기만 보면 보이죠. 진짜 그렇다면 다른 사람들도 "야, 너 왜 이렇게 달라졌어?"라고 해야 하는데 모르지 않냐 이거예요. 효과가 그 정도지요.

하지만 그 정도의 효과라도 얻고 싶다면?

그럼 돈 내고 하시라고 해요.

원장님이 레이저 시술을 추천해주고 싶은 건 어떤 분이세요?

 레이저 시술 비용이 큰돈으로 느껴지지 않는 사람이요. 최소한 100만~150만 원 정도 들어요. 모든 게 결국 돈 얘기잖아요. 돈은 상대적이에요. 이 정도 좋아지는데 150만 원이나 든다면, 그 돈으로 뭐도 할 수 있고 뭐도 할 수 있고 당연히 본전 생각이 나죠. 가성비를 얘기하는 거예요. 아껴서 모은 돈이라면 소중하게 써야 해요. 미용 성형 수술은 어렵게 모은 돈으로 하지 마라!

레이저의 종류

❶ **슈링크(국내 제품)** : 초음파 HIFU를 이용한 리프팅 장비. 주로 근막층에 에너지를 줘서 늘어진 피부 조직을 수축시켜 리프팅 효과를 얻음. 유지 기간은 3개월 정도. 3회 이상 시술할 것을 권장. 연고 마취가 필요 없을 정도로 통증이 없음.

❷ **울쎄라(수입 제품)** : 초음파를 이용한 리프팅 장비. 주로 근막층에 작용함. 얕은 층에 침투하므로 턱, 볼, 광대 라인 등의 처짐이나 탄력 개선. 유지 기간은 6~12개월.

❸ **서마지FLX(수입 제품)** : 고주파 에너지를 피부 진피층에 방사해 콜라겐의 재생 및 수축을 통해 주름 개선 및 스킨 타이트닝, 리프팅 효과를 줌. 깊은 층에 침투! 고주파 에너지를 사용하고 진피층에 사용하는 것이 울쎄라와의 차이점. 유지 기간은 1년 정도.

❹ **타이탄(수입 제품)** : 1100~1800nm대의 빛을 이용한 리프팅 기기. 적외선대 파장. 피부의 진피에 흡수된 후 열에너지를 받은 조직들이 수축 효과를 일으키며 콜라겐 자극을 도움.

⑥ 주사 및 수술 요법 리프팅 궁금증

마지막으로 주사 요법을 이용한 리프팅과 수술적 요법 이야기를 해볼게요. 주름을 확실하게 끌어올릴 수 있는 방법으로 안면거상술이 있지요.

효과가 제일 좋지요.

OX 질문을 드리려고 했는데, 바로 답이 나왔네요. 턱 밑살 처지는 거랑 목 주름에도 효과 있나요?

그런 부분이 고민이라면 반드시 성형수술하셔야 합니다.

안면거상술? 주사로 실을 넣는다?

실 리프팅이라고 그러죠. 전신마취 안 해도 돼서 수술은 쉽지만 완전히 리프팅하는 거에 비하면 효과는 좀 떨어지는….

원장님도 시술하시나요?

아니요. 저는 피 보는 거 싫어해요. 그래서 피부과를 선택한 거예요.

솔직히 말씀드리면 저도 한 번 해봤어요.

만족도는 어땠어요?

저는 솔직히 굉장히 만족했는데, 기간으로 봤을 때 효과가 생각보다는 좀 짧더라고요.

수술하는 게 고통스럽지 않았어요?

그냥 잤어요.

마취한다는 얘기는 고통스럽다는 얘기예요.

말씀드리고 싶은 게 하나 있어요. 머리 감을 때 엄청 아프더라고요.

머리 감을 때? 왜요?

머리카락 속에 뭐가 하나 있어요.

들어 있는 경우도 있죠. 안에서 찌르는데….

추천 피부 관리법

원장님이 추천하는 안티에이징 노하우, 어떤 게 있을까요? 설마 또 7색 채소인가요?

잘 먹어야죠. 잘 먹어야 돼요. 얼굴에 볼살이 너무 없다? 체중을 한 5kg만 찌워보세요. 단, 운동하면서 체중을 늘리라는 거예요. 앉아 있기만 해서 똥배 나오게 늘리면 얼굴 살이 올라오지 않아요. 다 기본적으로 아는 거잖아요.

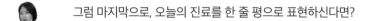

그럼 마지막으로, 오늘의 진료를 한 줄 평으로 표현하신다면?

피부에 헛돈 쓰지 마라! 없어도 되는 돈이면 오케이!

피부에 헛돈 쓰지 마라!
없어도 되는 돈이면 오케이!

- 함무새 Dr. 익병 -

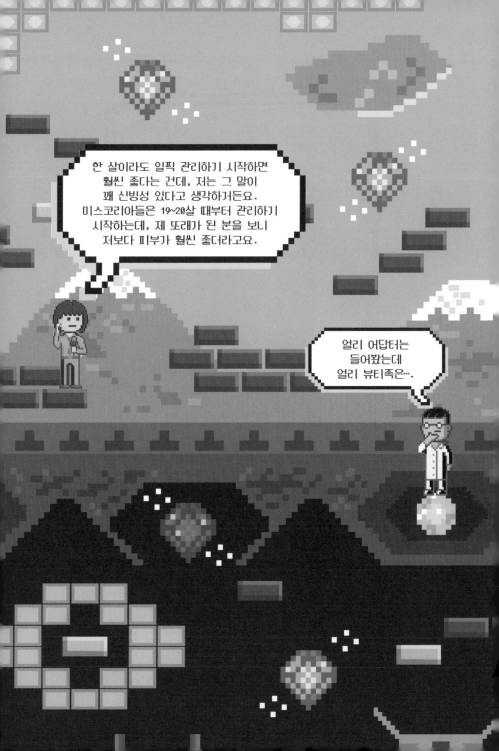

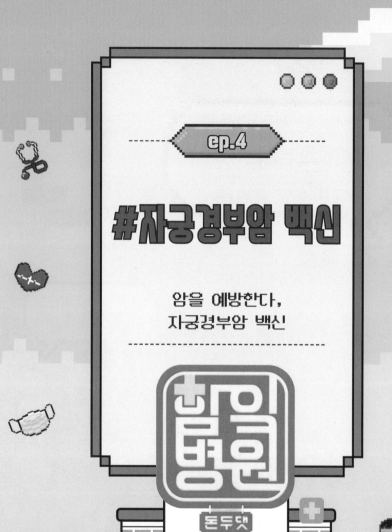

ep.4

#자궁경부암 백신

암을 예방한다,
자궁경부암 백신

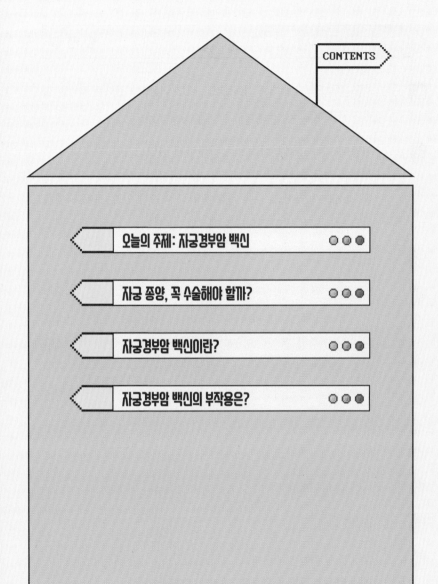

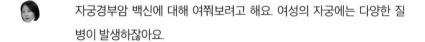

오늘의 주제: 자궁경부암 백신

자궁경부암 백신에 대해 여쭤보려고 해요. 여성의 자궁에는 다양한 질병이 발생하잖아요.

자궁에 대해서 해부학적으로 간단하게 설명드리면, 자궁의 입구 부분을 자궁경부라고 하는데, 경 자가 목 경(頸) 자예요. 그 뒤에 근육 덩어리가 있어요. 근육 한쪽에 자궁 내막이 있고, 근육 바깥을 싸고 있는 얇은 막이 하나 있어요.

근종은 뭐예요?

근육에 종양이 생긴 거예요. 초음파 검사를 하다가 우연히 발견되는 경우가 많아요. 그 자체는 뭐 심각한 게 아닌데, 커지면 안쪽에서 괴사가 생길 수 있어요. 크기가 6cm 정도를 넘어가면 수술해야 해요. 출혈이 많거나 통증이 있거나 눌리는 느낌이 들면 수술해야 하지만 조그만 거라면 괜찮아요. 40~50대 여성이면 거의 다 있다고 보면 돼요.

아….

나쁜 건 아니에요.

그러면 폴립은?

대장에 용종이 생기잖아요. 그거랑 똑같아요. 그런데 자궁 내막에 암이 생기는 경우가 있어요. 그거는 수술해야지요.

그런 건 악성 종양이지요.

악성이죠. 악성 종양은 암, 양성은 그냥 내버려둬도 되는 거.

그러면 개복수술을 해야 하나요?

질경을 열고 수술하는 경우도 많고요, 접근 불가능하면 복강경 수술을 하죠.

자궁의 종양

🐚 **자궁에 생기는 가장 흔한 질병 네 가지**

❶ **자궁근종** : 자궁의 대부분을 이루고 있는 평활근에 생기는 양성 종양. 여성에게 매우 흔하게 발생하는 질병. 35세 이상 여성의 40~50%에서 발견됨.

❷ **자궁폴립** : 단순한 점막 비후로 자궁강 내와 경관 내 돌출된 구조물. 혈관 덩어리, 양성 종양, 용종이라고도 불림.

❸ **자궁경부암** : 자궁 입구인 자궁경부에 발생하는 여성 생식기 암. 악성 종양. 인유두종 바이러스 감염이 발병의 가장 핵심적 원인. 전 세계 여성 암 발병 2위(1위는 유방암과 갑상선암).

❹ **자궁내막암** : 자궁경부를 제외한 자궁에서 생기는 대부분의 암.

자궁 종양, 꼭 수술해야 할까?

자궁근종 같은 양성 종양은 꼭 수술해야 하나요?

보통 여성들이 출혈이나 복통으로 산부인과에서 검진을 받으면 자궁근종으로 많이 진단돼요. 산부인과에선 종양이 작으면 대개 약물로 치료하며 지켜보는데, 커지거나 일상생활에 불편함이 있으면 수술을 권하기도 해요.

근종이 커지면 10cm 가까이 되기도 한다는데, 개복수술을 해야 되는 거 아니에요?

예전엔 무작정 개복수술을 하는 경우도 많았는데, 요즘엔 거의 흉터 안 생기게 복강경 수술로 하는 추세예요.

자궁에 문제가 생길 경우를 대비해서 적출을 권하기도 한다는데?

용도가 다 됐으니 폐기하겠다는 뜻인데, 멀쩡한 걸 굳이 손댈 이유가 있을까요?

자궁을 적출하면 후유증이 있는 게 아닌지 궁금해하시는 분들이 많아요. 호르몬 때문에라도 문제가 생기지 않을까요?

호르몬하고는 전혀 상관없어요.

우리나라가 OECD 가입국 중에서 자궁 적출률 1위라는 얘기가 있어요.

이게 다 의료비가 싸서 그래요. 의료비가 싸다 보니 의사가 환자에게 수술을 권하기가 쉬운 거죠.

좋은 거 아닌가요?

좀 지나친 감이 있어요. 비용 부담이 적으니까 환자에게 설명하면 다들 수술 받겠다고 그러지요. 그래서 하지 않아도 되는 수술을 하게 되는 사례가 있는 것도 분명한 사실이에요.

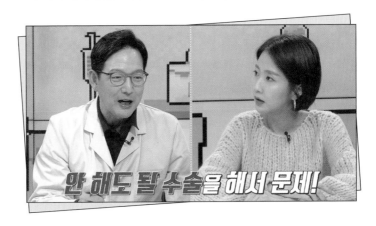

자궁 적출을 하면 후유증이 있지 않나요? 확 늙는다는 말도 있어요.

심하면 골반 장기 탈출, 요실금, 혈관 질환, 난소 기능 부전 등의 위험도가 증가해요. 그래서 자궁을 적출한 후에는 케겔 운동, 유산소 운동을 꾸준히 하고 호르몬 활성화를 위해 항산화 음식을 꾸준히 섭취해야 돼요.

자궁경부암 백신이란?

그럼, 이제 자궁경부암 백신 이야기를 본격적으로 해볼까 해요. 자궁경부암 백신을 맞으면 어떤 원리로 암이 예방되는 건가요?

인체유두종바이러스, 즉 휴먼 파필로마 바이러스(human papilloma virus), HPV는 자궁경부에 사마귀 바이러스가 감염되는 거예요. DNA의 변이를 일으켜서 암을 발병시키지요.

HPV에 감염되면 무조건 자궁경부암에 걸리는 건가요?

그렇진 않아요. 3% 정도? 통계에 따라 10% 정도로 보기도 해요.

대부분 성관계를 통해 옮는 거죠?

접촉을 통해 옮는다고 하는 게 정확한 표현입니다.

어쨌든 주로 성관계를 통해 옮지 않나요?

경부까지 들어가서 접촉할 수 있는 게 뭐가 있겠어요?

예를 들어, 인유두종 바이러스 보유자가 손에 바이러스를 묻혀서….

그럴 확률이 얼마나 될 것 같아요? 자위 행위를 하다가 자기 손에 묻혔더라도 그 손을 다른 사람과 접촉하고, 그 사람이 집에 가서 똑같이 자위 행위를 해야 한다는 건데, 그런 일이 일어나더라도 얼마나 많은 시간이 걸리겠어요.

HPV는 성관계로 옮는다고 생각하면 되겠네요. 그런데 HPV가 콘돔도 뚫는다는 말이 있더라고요.

무슨! 그게 말이 돼요? 콘돔이 찢어지면 가능하겠죠. 관계를 하다 보면 콘돔을 끼기도 해야 되고 벗기기도 해야 되잖아요. 그 과정에 접촉을 통해 옮을 수는 있지만 바이러스가 콘돔을 뚫고 나가는 일은 없어요.

자궁경부암 백신은 처음 성관계를 가지기 전에 접종하는 게 가장 효과가 좋다고 들었어요.

그렇지는 않아요. 처음 노출됐을 때부터 예방되는 것뿐이에요. 성관계를 하고 난 이후에 백신을 맞아도 예방 효과가 있어요. HPV에 감염됐더라도 암으로 발전하기까지 10년, 20년, 30년… 시간이 되게 많이 걸려요. 자궁경부암은 40대 이후 50대에 많이 발견되잖아요.

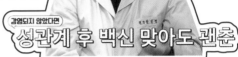
감염되지 않았다면
성관계 후 백신 맞아도 괜춘

그래요? 저는 20대가 제일 많이….

아니에요. 20대에 감염되죠. 첫 경험을 대개 20대에 하잖아요. 섹스 파트너 숫자하고 발병률이 비례한다고 보시면 돼요. 열린 마음으로 성관계하는 사람들한테 생길 가능성이 높아요. 사랑 행위를 통해서 옮기는 병, 섹슈얼리 트랜스미티드 디지즈(sexually transmitted disease), 즉 STD, 옛날에는 성병, 화류병이라고 얘기했는데 요즘에는 성인성 병이라고 하죠. 매독도 있고 임질, 요도염, 옴 등 온갖 전염병이 많아요. 여성들이 임신하면 제일 먼저 하는 게 VDRL(Venereal Disease Research Laboratory)이라고 매독 검사를 해요. 매독에 감염되면 아이가 선천적으로 기형이 되기 때문이지요.

자궁경부암 백신의 부작용은?

제가 기사를 봤는데, 요즘 청소년들은 저희 때랑 좀 많이 다른 것 같아요. 청소년들이 첫 성경험하는 나이가 평균 13.6세라고 하더라고요.

너무 어리죠. 아무리 개방된 사회라 하더라도 남녀가 만나 서로 정신적으로 교감하고 자신의 행위에 책임감을 느낄 수 있는 나이에 나눠야 하는 게 육체적 사랑이에요. 뭐 아무것도 모르는 어린 나이에는 좀…. 저는 이렇게 된 데는 학교 교육이나 가정 교육에 문제가 있다고 봅니다.

가정 교육의 어떤 점이 문제일까요?

가르쳐야죠. 우리나라 부모들은 말 안 하고 숨기는 거를 가르치는 게 문제예요. 이런 건 까놓고 가르쳐야 돼요. 이런 병도 있고 저런 병도 있고 이런 일도 있고 저런 일도 있으니 그런 건 조심해야 된다고 밥상머리에서 까놓고 얘기를 해야 되는데….

보통 그런 얘기를 부모님이 까놓고 하면 좀 불편해하지요.

사랑을 나누는 건 좀 보수적일 필요가 있어요. 이건 진보 보수의 문제가 아니에요. 삶의 방식에 대한 교육이에요. 내가 즐거움을 누리면 그 책임도 반드시 져야 한다는 걸 깨달아야 해요. 백신을 맞

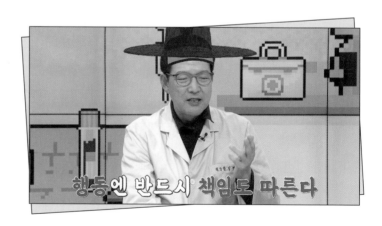

행동엔 반드시 책임도 따른다

아서 병을 예방하는 것도 중요하지만, 생활을 통해 예방 가능한 것을 꼭 백신에 의존해야 할 필요는 없다고 봐요. 그 어떤 백신도 부작용이 없다고 말할 수 없거든요.

부작용 얘기가 나와서 그런데, 자궁경부암 백신의 부작용에 대한 얘기가 옛날부터 많았어요. 특히 일본의 사례가 유명하지요. HPV 백신을 접종한 일부 여성들에게서 만성적인 통증과 보행 장애, 복합적 국부 통증 증후군, 혈압 저하, 호흡 곤란, 빈맥 증후군이 발생한 사례가 많았다고 합니다.

일본 백신 사건 말씀이시군요. 백신을 잘못 만들어서 에이즈가 집단 발병한 사례가 있었어요. 그래서 전 일본 국민들에게 백신에 대한 불신이 확 생겼지요. 굳이 이 사건을 언급하지 않더라도 저는 기본적으로 백신은 조심해서 맞아야 한다고 생각해요. 그보다는 병에 걸리지 않게 조심하는 게 먼저이지요.

일본의 부작용 논란

❶ 2013년 HPV 백신을 접종한 일부 여성들이 만성적 통증, 보행 장애 등 이상 증세를 호소함. 걷지 못하고 휠체어를 타게 된 사례도 있었음.
→ HPV 백신이 뇌 손상과 마비 증상을 일으킬 수 있다고 일본 내 알려짐.

❷ 몸 속 관절이 부어서 아프고 손발을 움직이는 것도 힘든 복합적 국부 통증 증후군(Complex Regional Pain Syndrome, CRPS)이 유발됨.

❸ 현기증이나 혈압 저하, 호흡 곤란 같은 빈맥 증후군(Postural Orthostatic Tachycardia Syndrome, POTS) 발생.

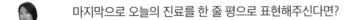 마지막으로 오늘의 진료를 한 줄 평으로 표현해주신다면?

까놓고 성교육하자. 자궁경부암 백신도 에이즈는 못 막는다.

> 까(?)놓고 성교육 하자.
> 자궁경부암 백신도
> 에이즈는 못 막는다.
>
>   - 유교무새 Dr. 일병 -

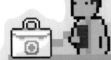

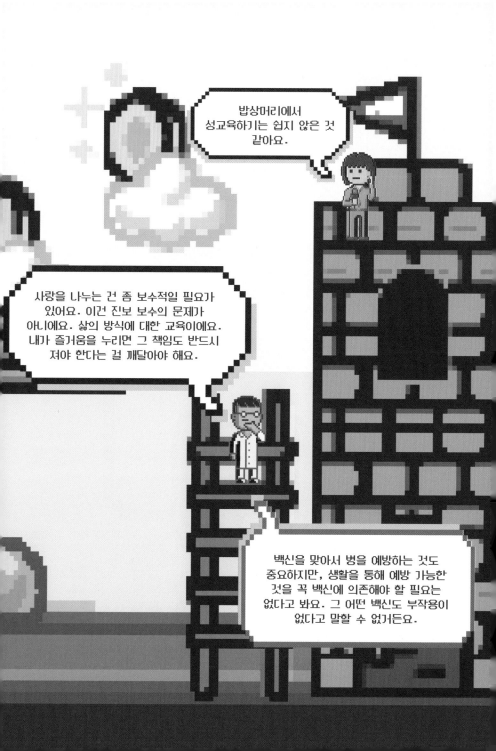

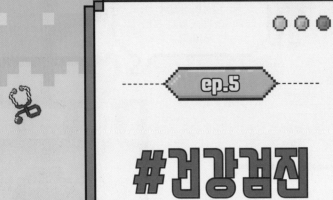

ep.5

#건강검진

건강검진 잘못하면
장에 구멍 난다

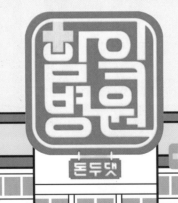

돈두댓

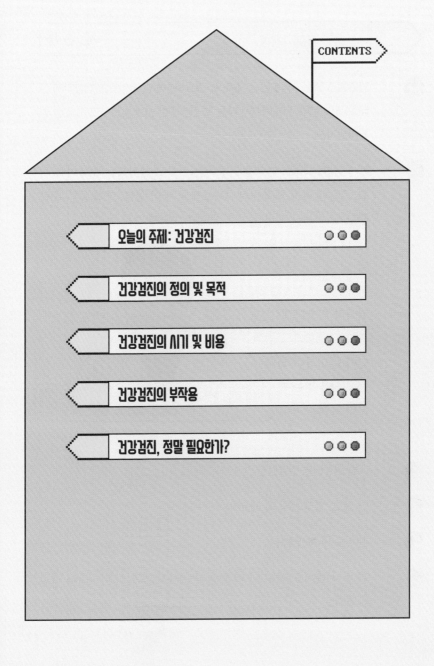

건강검진 받은 지 꽤 된 것 같아요. 2018년에 받았거든요. 이상하게 그 해 여름에 살이 많이 빠져서 다들 1~2년에 한 번씩 받으니까 저도 한 번 받아봤지요.

건강검진을 자주 받으면 건강해질 거라고 생각하는 분들이 있어요. 그런데 학창 시절을 생각해보세요. 국어 공부, 영어 공부, 수학 공부 안 하는데 시험만 자주 본다고 성적이 쭉쭉 올라가나요? 건강 관리도 똑같아요. 평상시에 맨날 술 마시고 담배 피우는 사람이 건강검진을 자주 받은들 좋은 결과가 나올까요? 설령 좋은 결과가 나오더라도 검진 받아서 이상이 없다는 판정을 받는 게 우리 목표는 아니잖아요? 내가 건강하게 사는 게 목적이지….

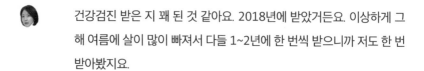

그럼 원장님은 건강검진 안 받으세요?

안 해요. 멀쩡한데 왜 해요.

한 번도 안 하셨어요?

한 번 해봤어요. 하고 난 다음에 이거 다시 할 일이 아니구나 하고 느꼈지요.

건강검진의 정의 및 목적

일단, 건강검진의 영역을 명확하게 알아야 돼요. 건강검진이란 증상이 없는 상태에서 질병을 예방하거나 조기에 발견하기 위해 받는 검진이에요. 그렇다고 해서 모든 병을 찾아낼 수 있는 것도 아니고, 지금 건강에 이상이 없다고 해서 병에 안 걸리는 것도 아니지요.

일단 국가에서 공짜로 해주는 건강검진이 있고, 내가 내 돈 내고 하는 건강검진이 있지요.

국가에서 해주는 것은 혈액 검사, 소변 검사 같은 아주 기본적인

일반 건강검진 항목

❶ 국민건강보험공단 건강검진
신장, 체중, 허리둘레, 시·청력, 간질환 지수, 공복 혈당, 흉부방사선 촬영 등.

❷ 나이대별로 다른 건강검진
- 만 20세부터 정신건강 검사도 가능. 10년마다 한 번씩 무료로 받을 수 있다!
- 만 24세 이상 남성과 만 40세 이상 여성은 4년마다 이상지질혈증 검사.
- 만 54·66세 여성은 골다공증 검사 추가.
- 만 66세부터는 노인 신체기능 검사 포함.

❸ 별도 비용 추가 시
: 내시경, 초음파 등.

거예요. 아무런 증상이 없는데 큰돈 들여 검사한다? 저는 좀 회의적이네요.

건강검진의 시기 및 비용

젊은 나이에도 이상 증상이 발견돼 수술을 하는 경우가 있으니까 기왕할 거 일찍부터 건강검진을 받는 게 좋다? O, X로 여쭤볼게요.

X.

건강검진을 굳이 해야 된다면 몇 살 때부터 받는 게 좋을까요?

한 50 넘어서.

50 넘어서? 40 넘으면 해야 되지 않을까 싶은데….

자기 관리 못 하는 사람들은 30대에도 병이 생겨요. 당뇨병도 생기고 고혈압도 생기요. 그런데 당뇨나 고혈압은 유전성 요인이 있어요. 집안 어른 중 폐암으로 돌아가신 분이 있는데 담배 피운다? 그럼 불난 집에 기름 붓는 격이지요.

그럼 좀 빨리 건강검진을 받는 게 좋을까요?

아뇨. 담배를 끊어야지요.

나이별로 건강검진 추천 항목이 있나요?

술 많이 마시는 분들은 마흔 살 넘어가면 검사를 받아보는 게 좋아요. 위 검사 같은 거요. 간염을 앓은 경우는 그보다 훨씬 전부터 검사를 받아야 돼요. B형 간염은 간암으로 전이되기까지 20년 정도 걸려요. 그 정도 시간이 지나면 암으로 넘어갈 개연성이 높아지니 정기적으로 검사를 해보는 게 좋지요. 요즘에는 식사 패턴이 서양식으로 바뀌면서 대장암이 급격히 늘고 있어요. 대장 내시경 검사도 받아보는 게 좋아요. 제일 중요한 건 폐암이에요. 폐암은 가족력이 있다면 담배를 청산가리처럼 봐야 돼요. 무조건 피우면 안 된다고 생각하세요.

국민건강보험공단의 암 검사 추천 시기

❶ 위암 만 40세부터 (2년마다).

❷ 간암 만 40세부터.

❸ 대장암 만 45세부터.

❹ 유방암 만 40세부터 (2년마다).

❺ 자궁경부암 만 20세 이상 (2년마다).

❻ 폐암은 흡연 기간이 30년 넘어가면 해야 한다는 의견.

프리미엄 건강검진이라는 게 있대요. 금액이 1000만 원이나 된다더라고요!

저도 알아요. 호텔보다 좋은 방에서 좋은 음식 먹으며 받는 검사이지요.

검사 자체도 다른가요?

똑같아요. 다를 게 뭐 있어요. 내시경을 뭐 금테 두른 것으로 하겠어요?

그럼 건강검진은 비쌀수록 좋은 건 아니다?

위 내시경을 아주 많이 해보신 분이 해주는 정도의 차이가 있을 뿐이에요.

건강검진의 부작용

건강검진을 하려면 준비해야 할 게 많습니다. 일단 전날 저녁부터 굶어서 공복 상태로 만들어야 하고, 대장 내시경 검사를 받으려면 약 먹어서 속 다 비워야 하지요. 이 외에 또 주의해야 할 게 있을까요?

복용하는 약이 있다면 1~2주 전부터 안 먹어야 하는 경우가 많으니까 꼭 의사와 상담 후 결정하세요. 게다가 당뇨 환자들은 금식하다가 저혈당 쇼크가 올 수도 있어요.

다음 질문이요. 위, 대장 내시경 할 때 수면으로 하는 경우가 많은데, 부작용으로 못 깨어날 수도 있다, O, X?

혈압약을 복용하는 환자의 경우, 못 깨어나는 부작용이 올 수도 있어요. 수면 내시경 할 때는 꼭 마취 전문의가 상주하는 병원을 택해야 돼요. 심장·호흡기계 질환, 간 부전, 신부전, 신경 질환이 있거나 정신과 약물을 복용하는 경우, 수면 내시경 검사가 제한되니까 꼭 해야겠다면 의사와 상담한 후에 결정하세요.

간혹 가다가 천공이라고 하죠. 그런 문제도 생긴다는데?

위벽은 되게 두꺼워요. 위에서는 그런 일이 별로 안 생기는데, 장에서는 간혹 생길 수 있어요. 천공이라고 해서 구멍이 뻥 뚫리는 게 아니에요. 장은 크게 보면 전체적인 윤곽이 사각형 모양이에요. 밑에서 올라가면서 두 번 꺾이지요. 이 부분을 검사할 때 기구가 잘 안 꺾이거나 자세가 잘 안 만들어지면 장 점막을 긁으며 천공이 생길 수 있어요. 수면 마취를 안 하고 이 부분을 검사하면 굉장히 아파요.

대장 내시경 얘기 나왔으니까 다른 질문 하나. 용종이 발견되면 꼭 제거해야 한다? O, X로 대답해주세요. 그리고 용종을 방치하면 암이 되는 거지요?

당연히 제거해야죠. 떼는 건 별로 어렵지 않아요. 용종이 다 암으로 발전하는 건 아니에요. 다만 클수록 암으로 넘어갈 확률이 높아지지요. 직경 2cm가 넘어가면 이게 한 3~5년 사이에 암으로 전이된다고 알려져 있습니다.

CT 촬영에 대해서도 여쭤볼게요. 45~75세에 매년 CT 촬영을 하면 암발생 확률이 1.9%가량 증가한다는 결과도 있대요. 건강검진을 하다가 방사선에 노출돼도 아무런 문제가 없나요?

1.9%면 별로 유의미하지 않지만, 사실 X선은 강력한 발암물질이에요. 엄청난 양의 방사선이 피폭되는 거지요.

그럼 가임기 여성은 좀 곤란하겠네요?

절대 안 되죠. 그런 분들은 MRI를 찍죠. 뭐 이런 것까지 알아둘 필요는 없어요. 병원 가면 의사 선생님이 알아서 다 해주세요.

조영제 부작용 이야기도 빼놓을 수 없을 것 같아요.

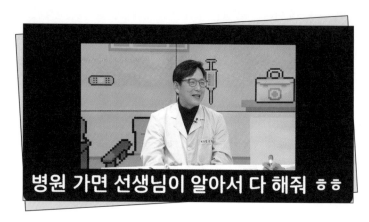

병원 가면 선생님이 알아서 다 해줘 ㅎㅎ

조영제 부작용이 생기면 일단 어떤 느낌이 드냐면, 정말 머리가 깨지도록 아파요. 제가 겪어봐서 알아요. 뇌 CT를 찍을 일이 생겼어요. 3일 동안 머리가 계속 아팠어요. 아는 게 병이라고 머릿속에 온갖 병이 다 떠오르더라고요. 아주 안 좋은, 잘못되면 죽는 병들···. 그렇게 걱정하면서 하루하루 보내다가 3일째 아프자 내 발로 걸어 갔어요.

아니, 그냥 약을 드시지···.

약을 먹고 증상을 덮어버리면 원인을 모르잖아요.

원장님 말씀대로라면 어디 아플 때마다 병원에 가서 다 알아봐야 하나요?

원인을 찾아야 돼요. 그건 굉장히 중요한 거예요. 아무튼 그래서 뇌 CT를 찍게 됐는데, 조영제를 넣으니 혈관 속으로 뱀이 들어오는 것 같았어요. 여기서 툭, 저기서 툭 하고 두드러기가 올라오는 거예요. 그러니까 이게 또 불안해서 죽겠더라고요. 그런데 직원이 "그런 사람들이 있어요. 해독제 드릴게요" 그러더라고요.

위험하진 않아요?

아주 드문 경우지만, 심장에 문제가 생기는 일도 있는데, 응급처치 키트가 준비돼 있으니 크게 걱정할 필요는 없어요.

건강검진, 정말 필요한가?

원장님은 건강검진을 안 받는다고 하셨는데, 제 주위에선 검사를 받고 조기에 암을 발견해서 무사히 수술 받은 분들도 계시거든요. 특히 조기 증상이 없다고 알려진 췌장암이나 대장암 등을 발견하려면 건강검진이 필수 아닐까요? 건강검진을 받지 않는다면 어떤 방법으로 질병을 예방하고 대응해야 할까요?

검진은 예방법이 아니에요. 건강 정보를 많이 알면 좋으냐? 아니요. 아는 게 많으면 되레 병이 돼요. 건강 염려증이라고 걱정만 많아지지요.

근데 원장님은 기본적으로 좀 아는 게 많아야 된다고 생각하시는 분 아닌가요?

필요한 만큼만 알면 돼요. 건강검진 받지 마라, 쓸데없다, 이런 얘기하려는 게 아니에요. 필요해서 받는 건 좋으나, 멀쩡한데 계속 검사를 받는 건 병을 부르는 거죠. 아무 증상도 없는데 검사를 왜 해요. 다만 증상이 있는데 그걸 무시하면 안 된다는 거죠.

이제 알겠어요. 그래도 조기 발견하고 수술하는 게 더 안전하고 치유 확률도 높기 때문에 건강검진을 받는 거잖아요. 원장님은 수술 타이밍을 놓칠까 봐 걱정은 안 되세요?

암 치료의 제1번이 조기 발견이에요. 그건 맞는 얘기인데, 없는 것까지 샅샅이 헤집어서 조기 발견하는 게 의미가 있겠느냐는 거지요.

근데 만약에 원장님이 위암입니다, 그러면?

저는 모른 채 죽을 거예요. 왜냐하면 진단 받을 일이 없거든요. 오래 살고 싶고 건강하게 살고 싶은 마음이 강하긴 하지만, 수술대에 눕지 않는 게 제 희망 사항이에요.

진짜요?

네. 수술대에 눕지 않으려면 어떻게 해야 될까요?

건강 관리를 잘해야겠죠.

진단을 받지 말아야 돼요. 그렇잖아요? 내가 우연히 어떤 병에 걸렸다고 진단됐어요. 그런데도 난 이대로 담담하게 죽을 거야, 이럴 수 있는 사람은 없어요. 알면 다 병원에 가게 돼 있어요. 그래서 알고 싶지 않아요. 그런 불안함 때문에 저는 건강 관리를 남들보다 훨씬 강박적으로 해요.

원장님하고 비슷한 생각을 하신 분이 있어요. 마쓰모토 미쓰마사라는 일본 의사인데, 검진 후에 복용하지 않아도 될 약을 복용하고 불안감 때문에 수명이 짧아지는 사람을 꽤 봤다고 했어요.

저도 그분 알아요. 그분과 생각이 비슷한 게 뭐냐 하면, 검사받는 것 자체도 스트레스이지요. 조직 검사는 결과가 나올 때까지 1~2주 걸린단 말이에요. 안 불안하겠어요, 그게? 사람이 그냥 실실 말라요. 걱정하고 조심하는 건 좋은데, 걱정이 지나쳐서 병을 만드는 것도 곤란하다는 거지요.

듣다 보니 이 문제도 빼놓을 수 없을 것 같습니다. 한국소비자원에 따르면 2012~2015년 접수된 건강검진 오진 관련 피해 구제 건수는 480건인데, 이 중 암 오진 피해가 297건(61.7%)이라고 해요. 건강검진을 했는데 이렇게 오진이 나오면 마음고생, 몸 고생… 생각만 해도 골치 아프네요.

왜 그런 결과가 나오냐 하면 암이라는 게 덩어리거든요. 암 덩어리 전체가 다 악성은 아니에요. 여기를 잘라봤더니 양성이에요. 괜찮습니다, 했는데 악성은 다른 쪽에 있었던 거지요. 이렇게 괜찮습니다, 했다가 목숨을 잃으면 큰 사고지요.

최종적으로 질문드려요. 내 가족에게 건강검진 추천한다, 안 한다?

받고 싶다는 걸 말리지는 않아요.

남 일이다?

아니, 남 일이 아니라 추천할 이유는 별로 없다.

그럼 마지막으로 오늘의 진료를 한 줄 평으로 표현하신다면?

아는 것도 병이다. 건강검진 말고 건강 관리에 힘쓰자!

아는 것도 병이다.
건강검진 말고 건강 관리에
힘 쓰자!

- 익데렐라 Dr. 익병 -

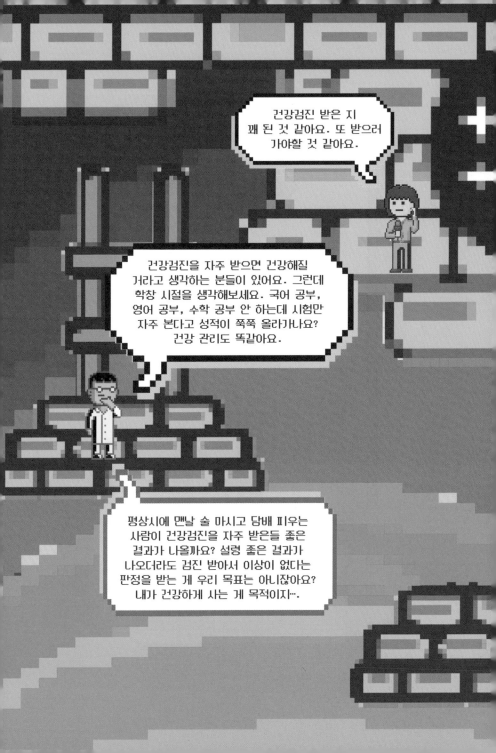

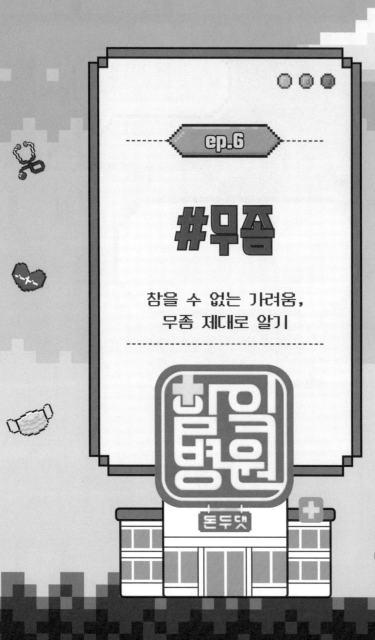

ep.6

#무좀

참을 수 없는 가려움,
무좀 제대로 알기

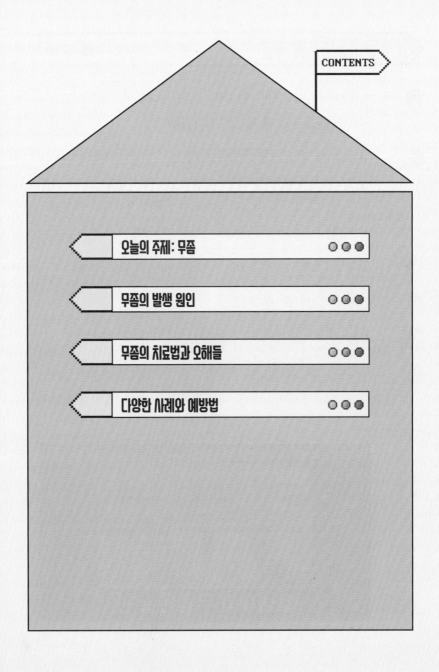

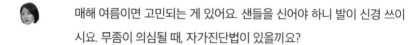

매해 여름이면 고민되는 게 있어요. 샌들을 신어야 하니 발이 신경 쓰이시요. 무좀이 의심될 때, 자가진단법이 있을까요?

자기 손바닥하고 발바닥을 비교해보세요. 일단 손바닥과 손톱을 정상으로 보면 돼요. 발바닥에 허옇게 일어나는 각질이 있다. 허물이 벗겨진다. 발바닥 각질이 두꺼워져서 쩍쩍 갈라진다. 부분적으로 누레진다. 물집이 잡힌다. 이러면 의심해봐야 돼요.

발 냄새가 심하면, 너 무좀 있는 거 아니야 이러는데 냄새 심한 것도?

전혀 관계 없어요. 아니에요.

무좀이 심해서 발 냄새가 날 수도 있잖아요?

아니요. 전혀 상관없어요. 사람들이 발 냄새하고 무좀을 혼동하는데, 발 냄새가 많이 나는 건 다른 이유 때문이에요. 단백질이 있으

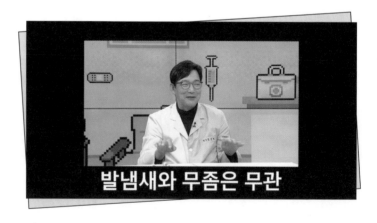

발냄새와 무좀은 무관

면 누가 좋아하지요? 세균들이 좋아하지요.

먹을 게 많으니까?

맞아요. 정확해요. 먹을 게 많으니까 세균들이 번식하는데, 바짝 마른 각질에서는 세균이 못 살죠. 세균이 좋아하는 게 또 뭐 있어요?

아, 습도.

발바닥에 각질이 두꺼운데 땀 많이 나는 사람이 있어요. 그냥 쉽게 얘기하면 발바닥이 썩는 거예요. 땀 많아서 냄새가 나는 거예요.

그럼 그런 분들은 어떻게 해야 해요?

다한증 치료를 해야 돼요. 다한증 치료를 해서 땀을 줄여주면 절대 안 썩죠. 물이 없으니까. 무좀과 냄새는 전혀 무관합니다.

무좀의 발생 원인

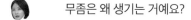

무좀은 왜 생기는 거예요?

우리 몸을 공격하는 인자가 있잖아요. 공격 인자라고 그래요. 공격 인자 1번, 제일 흔한 게 박테리아예요. 2번은 바이러스, 3번은 곰팡이예요. 곰팡이가 피부를 공격하면 그게 무좀이에요. 무좀의 증상은 세 가지가 있어요. 가장 흔한 게 뭐냐면 발가락 사이에 생기는 지간형, 두 번째가 뭐냐면 과각화형이라고 그래서 각질이 두꺼워지는 무좀이 있어요. 발뒤꿈치에 잘 생기지요. 세 번째가 수포형이에요. 좁쌀에서 쌀알 크기. 정말 가려워요.

🥄 피부사상균, 진균 등 곰팡이균에 감염되면 생기는 질병. 곰팡이가 살기 좋은 환경은 우리 몸에서 가장 고온다습한 곳! 따라서 발바닥, 겨드랑이, 사타구니 등에 다 생길 수 있다! 우리 몸에서 가장 고온다습한 곳은 보통 발이라서 발 무좀이 제일 많은 것일 뿐!

엄지발가락 앞 피부 부분이 하얗게 일어나요. 곰팡이균에 감염된 거지요. 곰팡이균이 발톱 표면이 아니라 발톱 밑으로 파먹고 들어가는 거예요.

일정하지 않게 나타나는 거구나.

색깔도 똑같지 않고 발톱을 완전히 다 갉아 먹는 경우도 있어요.

발톱을 빼야 될까요?

저절로 빠져요. 빼는 게 아니라 저절로 빠져요.

발바닥에 감염되기도 하지요?

발바닥이 먼저 감염되고, 이를 오랜 기간 방치하면 올라가요. 발뒤꿈치 부분의 각질이 두꺼워지면 대개 갉아내거나 필링제로 벗겨내는 등 온갖 노력을 하는데, 이건 온 집 안에 무좀균을 붙이는 거나 다름없어요.

그냥 굳은살인지 무좀이어서 각질화된 건지는 전문의가 봐야 알 수 있는 거죠?

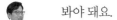 봐야 돼요.

손톱에도 이런 게 생기나 봐요?

요리사나 당뇨를 앓는 분들이 면역이 떨어져서 생기기도 해요.

그냥 피부에도 생기나 봐요?

체부백선, 완선 등 이름이 달라지는데, 특징적인 병변을 보면 경계가 약간 윤기가 돌면서 각질이 좀 일어나 뚜렷하게 경계가 그어지고 가운데는 점점 좋아지면서 밖으로 퍼져 나가요.

무좀의 치료법과 오해들

무좀, 어떻게 하면 박멸할 수 있는지 원장님만의 비기가 있다면 시원하게 공개해주시죠.

무좀이 안 생기게 하면 되죠.

아, 역시 이것도 예방?

모든 병은 안 생기게 하는 게 최고예요. 샤워하고 난 다음에 어디부터 닦아요?

머리카락?

그래서 무좀에 걸리는 거예요. 극단적으로 얘기할게요. 머리는 안 말리고 나가도 말라요. 그렇잖아요. 근데 발가락 사이를 잘 안 닦으면?

원장님은 샤워하고 나서 발부터 닦으세요?

발가락 사이부터 닦아요. 거기가 무좀이 제일 많이 생기거든요. 머리카락에서 물이 뚝뚝 떨어지는데 발가락 닦고 있는 걸 보고 아내는 유별나다고 하지요.

일단 걸렸다 했을 때 치료법은?

간단해요. 약 바르면 다 나아요.

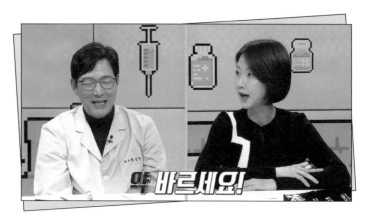

약 좀 알려주세요. 먹는 약도 있고 바르는 약도 있지요?

바르는 약을 쓰면 돼요, 부지런히만 바르면. 바르는 약으로는 케토코나졸, 이트라코나졸 등 많이 나와 있어요. 발톱 무좀은 레이저 치료하는 방법도 있고….

안 그래도 여쭤보려고 했는데, 레이저 치료를 병행하면 훨씬 빨리 낫나요?

빨리 낫는 건 아니고 효과가 좋아요. 이미 감염된 것을 새것처럼 만들어주지는 않아요. 먹는 약의 경우, 손톱 발톱에 무좀이 생겼을 때 최소 6개월은 복용해야 돼요. 왜냐하면 손발톱이 자라는데 6~9개월 정도 시간이 걸리잖아요.

레이저 치료는 어떻게 하는 거예요?

기본 원리는 간단해요. 곰팡이균은 열에 약해요. 레이저를 쏘아주면 레이저가 열을 발생시키지요. 65~75도 정도로 가열되면, 곰팡이균 자체가 파괴돼요.

근데 65도면 되게 뜨거운 거 아니에요?

시술을 잘해야지요.

다양한 사례와 예방법

무좀과 관련해서 여러 가지 사례가 많더라고요. 특이한 사례, 기억나는 거 있으세요?

제일 많이 보는 건 역시 식초나 빙초산에다 발 담그는 분들이에요.

저도 예전에 주변에서 많이 본 것 같아요. 정말 효과가 있어서 그런 거 아니에요?

아니요. 담갔을 때만 잠깐 괜찮을 뿐이에요. 강한 부식성으로 화상 입히는 거거든요. 화끈거리고 따가운데 가려운 걸 느끼겠어요? 일단 깨끗해 보이기는 하지만, 한 달만 지나면 무좀균이 다시 신나게 자라지요.

아직 거기 다 남아 있는 거구나?

네, 균은 다 그대로 남아 있어요.

무좀균이 목욕탕에서 옮을 수 있다고 하던데?

아까 얘기했듯 무좀균은 곰팡이잖아요. 제일 많이 옮는 게 바닥이에요. 목욕탕에 가보면 간혹 발톱을 깎는 분들이 있어요. 이런 분들은 곰팡이균을 여기다 갖다 붙이는 거지요.

요즘은 풋케어해주는 전문 업체들이 있잖아요. 문제성 발톱은 제대로 자라게 해주고, 각질이나 변색된 부분은 싹 긁어주고. 이런 업체에서 무좀 치료랑 병행하면 되게 좋다, 이렇게 광고한대요.

그거 의료법 위반인데요? 피부과에서 치료할 때도 심하게 감염된 부분은 니퍼로 다 긁어내요. 그러면 레이저 침투 효과가 더 좋아지니까. 그런데 무균실에 집어넣어서 하듯이, 소독된 상태에서 거기만 딱 노출시켜요. 안 그러면 공기 중에 다 퍼지거든요.

그런데 네일 숍에 가면 기구를 이 사람 쓰고 저 사람 쓰고 하잖아요? 그럼 무좀이 옮을 수도 있는 거지요?

당연하죠. 그런데 소독만 잘하면 아무 문제 없어요. 자외선 소독기로는 안 되고요, 자불 소독기라고 고온 고압으로 삶는 게 있어요. 그런 거를 써야 해요.

원장님이 추천하는 무좀 예방법을 최종적으로 깔끔하게 정리해주시죠.

비누질해서 잘 닦으세요. 그러고 나서 잘 말리세요. 더 쉬운 거. 계

란 노른자를 하루에 두 개만 드세요. 계
란 노른자에 황이 많이 들어 있거든요. 손
톱 발톱은 이중 황 결합이라고 해
서 SS본드가 만들어져야 튼튼해
요. 계란 먹고 난 다음에 트림하
면 이상한 냄새 나죠? 그게 황 냄
새예요.

① 비누로 잘 닦기
② 깨끗이 말리기

오늘의 진료평 ○ ○ ○ ●

마지막으로 오늘의 진료를 한 줄 평으로 표현해주신다면?

무좀에 걸리지 않으려면 잘 닦고 잘 말려라!

무좀 걸리지 않으려면
잘 닦고 잘 말려라!

- 단호무새 Dr. 익병 -

#성병 1탄

성병, 스킨십으로도 옮는다

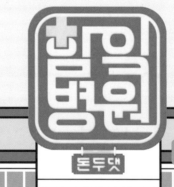

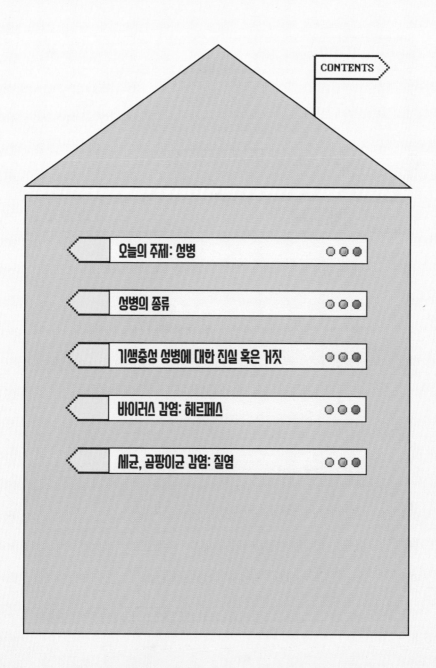

오늘의 주제: 성병

가까운 일본을 시작으로 성병이 유행할 조짐을 보이고 있대요. 정말 큰 일이에요.

성병, STD, 여기에 대한 얘기를 싹 다 한번에 알려드릴게요.

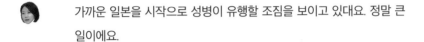

성병의 종류

성병은 종류가 굉장히 많잖아요. 어떻게 분류할 수 있을까요?

그냥 단순하게 얘기할게요. 성기가 삽입됐을 때 옮을 수 있는 병과 그냥 스킨십으로 옮을 수 있는 병, 이렇게 딱 나누면 쉽지요.

일단 가볍게 스킨십으로 옮을 수 있는 것부터 알아보지요. 보통 성병이라고 하면 문란한 성생활, 좀 부정적인 이미지가 딱 떠오르거든요. 꼭 성적인 접촉만으로 걸리는 거예요?

아닌 경우도 있어요. 예를 들면 B형 간염, 성 접촉으로 옮을 수 있을까요, 없을까요?

간염이요? 아닌 걸로 알고 있는데… 옮을 수 있어요?

있어요. 그런데 간염을 성병에 넣지는 않죠.

종류가 너무 많아서…. 어떻게 분류할 수 있나요?

교과서적인 분류로는 세균, 그러니까 박테리아, 바이러스, 기생충,

곰팡이 등이 원인이지요. 모든 미생물은 다 성 접촉을 통해 옮을 수 있어요. 대표적으로 기생충 질환들은 밀접한 관계만 있어도 옮아요.

감염 원인에 의한 성병의 종류

❶ 세균 감염 : 임질, 매독, 연성하감, 클라미디아, 급성 골반염증성질환 등.

❷ 바이러스 감염 : 곤지름(콘딜로마), 헤르페스, 후천성면역결핍증 등.

❸ 기생충성 감염 : 사면발니, 옴, 트리코모나스 질염 등.

❹ 곰팡이균 감염 : 칸디다 질염 등.

기생충은 뭐가 있죠?

대표적인 게 이인데, 세 종류가 있어요. 흔히 알고 있는 머릿니, 몸니, 사면발니.

사면발니는 저도 압니다.

요즘에는 그렇지 않지만 제가 대학생 때만 해도 남자들의 첫 경험이 흔히 말하는 매매춘인 경우가 많았거든요. 그런데 이런 여성들은 한 여성이 여러 남성을 상대하잖아요. 이때 접촉을 통해 옮기는 거지요. 사면발니나 이 종류는 크기도 좀 큰 편이고, 털과 털의 접촉만으로도 옮아요. 그리고 굉장히 가렵죠.

간지러운 거 외에 병에 걸리게 하거나 이런 건 없어요?

2차적으로 병을 악화시키는 경우는 별로 없어요. 그런데 사면발니에 감염될 정도면 성관계가 이뤄지는 환경이 지저분하다고 얘기할 수 있어요. 그래서 다른 성병, 성기 삽입이 일어나야 하는 그런 성병과 동반되는 경우가 되게 많아요. 그래서 피부과에서 사면발니를 진단하면 모든 성병 기본 검사를 다 해요. 그게 단독으로 있을 수 없거든요. 이거 확대해서 보면 꽃게랑 똑같이 생겼어요. 음모에 딱 붙어서 안 움직여요.

그러면 옴? 몸니? 이건 뭐죠?

옴은 진드기예요. 이보다 훨씬 작아요. 이는 육안으로도 보이는데 옴은 현미경으로 40~100배 정도 확대해야 보여요. 육안으로는 안 보여요. 옴이 제일 잘 생기는 데는 손가락 사이예요.

그럼 손으로도 옮을 수 있는 거잖아요?

오랜 시간 접촉해야 돼요. 그러니까 손으로만 옮는 병이 아니고, 특이한 부분이 몇 군데 있는데, 손가락 사이, 겨드랑이, 남성의 고환 이런 데를 선호하지요. 이유는 잘 모르겠어요.

벌레니까 알도 까겠죠?

당연히 알을 놓죠. 이게 옮으면 밤만 되면 움직여요. 피부 표피의 각질에다 굴을 뚫고 살지요. 각질을 좀 깊이 파고 들어가서 거기다 알을 낳아요. 주위 환경이 따뜻해서 부화가 돼야 또 번식할 거 아니에요.

그러면 낮에는 괜찮다가…?

낮에는 가만히 있어요. 일 끝났으니까 휴식을 취하는 거지요. 그런데 밤만 되면 또 굴을 파네. 그렇게 굴을 팔 때 얼마나 가렵겠어요? 한번 생각해봐요. 엄청나게 가려워요. 그래서 의사들이 항생제를 주지요.

그렇다고 단번에 죽지는 않을 거 아니에요?

계속 파고들고 더 번지지요. 그러면서 오래되고 만성화돼버리는 거죠. 문제는 만성화되는 과정에 이 사람 저 사람한테 옮긴다는 거예요. 법정 전염병이에요, 이거. 미국 같은 경우에는 한번 번지면 한 지역이 다 치료를 받아요. 옴은 전염성이 되게 강하거든요.

에브리바디 치료

그러면 어떻게 치료하지요?

진단이 됐다 그러면 살충제를 발라요. 벌레 죽이는 약은 다 똑같아요. 린데안이라는 약도 있고 프로타민톤이라는 약도 있고…. 사면발니는 좀 다른데, 옴 기준으로 얘기하면 옴은 얼굴에는 안 생겨요.

오, 신기하다, 그것도.

아마 피지하고 연관 있지 않나 싶어요. 피지가 세균도 쫓고 벌레도 쫓거든요. 그래서 피지가 있는 데까지는 안 생겨요.

약은 어디에 바르나요?

온몸에, 특히 손가락 사이, 발가락 사이, 성기 다 발라요. 싹 다. 단,

독성이 있으니까 아침에 일어나서 비누로 잘 씻어내야 해요.

두 번이나 세 번 정도 그 과정을 거치면 거의 다 박멸되나요?

거의 다 박멸되죠. 그런데 나만 하는 게 아니라 나랑 같이 잤던 모든 사람들, 같은 주거 공간을 이용했던 모든 사람들이 다 약을 발라야 해요. 안 그러면 나만 치료해서 다 나았더라도 두 달 뒤면 다시 걸려요. 이게 잠복기가 되게 길거든요. 왔다 갔다 하는 거예요.

기생충성 성병에 대한 진실 혹은 거짓

소위 찌라시에는 이런 얘기도 있습니다. 공중화장실의 양변기로도 성병이 옮는다, 맞나요?

헤르페스는 좌변기에서 옮을 수도 있어요. 엉덩이나 성기 부위에 단순 포진이 생겼는데 닿았다. 그럼 30분 이내 거기 다른 사람이 앉으면 옮아요.

야, 이거는 진짜 위생을 생각해야겠네요.

그런 면에서 저는 모든 공중화장실을 오리엔탈 스타일로 전환해야 한다고 봐요.

공중화장실이나 공원, 잔디밭 같은 야외에서 성관계를 하면 옮을 수 있다는 얘기도 있는데…?

야외에서 성행위를 할 때 제일 위험한 건 츠츠가무시라고 진드기 유충에게 물려 온몸에 열이 나고 발진이 생기면서 치사율이 꽤 높은 병이 있어요. 이외에 또 다른 진드기들이 병을 옮길 수도 있지요.

나이가 어릴수록 금전적인 문제 때문에 위생적인 장소가 아닌 곳, 그러니까 DVD방, 노래방, 이런 데서 몰래 하다가 감염되기도 하지요.

그런 곳은 숙박시설 기준으로 위생 관리를 하지 않잖아요. 옷을 입고 엉덩이를 붙이고 노래 부르는 곳으로 관리하다 보면 옮을 가능성이 충분히 있죠.

샤워기 호스로 세척하는 사람들이 있기 때문에 샤워기로 샤워하다가 옮기도 한다더라고요.

물이 계속 나오기 때문에 에이즈가 옮는 일은 거의 없어요. 그렇지만 헤르페스 바이러스 같은 경우는 옮을 개연성이 있죠.

그리고 이런 이야기도 있습니다. 어린아이 속눈썹에서 사면발니가 발견되면 성적 학대를 의심해봐야 된다?

네, 의심해봐야 돼요.

사면발니는 머리카락에서는 못 산다고 들었어요.

눈썹에는 살아요.

눈썹은 짧고 매끄러운데?

눈썹하고 회음부의 음모는 성격이 비슷한지…. 그런 일이 있으면 안 되겠죠.

사면발니가 주로 음모나 겨드랑이 털에서만 산다니까, 왁싱하면 어떨까요?

못 자라죠. 서식지가 없어지는 거죠

왁싱하면 성병 예방에 도움이 되나요?

사면발니 예방에는 도움이 되죠.

그럼 다른 성병은요? 상관없어요?

전혀 상관없어요. 옴 같은 거는 털하고 전혀 상관없어요.

바이러스 감염: 헤르페스

헤르페스는 상당히 전염력이 높지요? 그런데 헤르페스는 어떤 병인가요?

헤르페스는 성기를 삽입하는 것으로도 옮고, 그냥 접촉하는 것만
으로도 옮아요. 우리 피부는 피부와 점막으로 나뉘어요. 각질이 있
으면 피부고, 각질이 없으면 점막이에요. 바이러스든 세균이든 곰
팡이든 점막에는 잘 들어가요. 성기가 삽입돼서 옮는 병은 점막을
통해 옮는 병이라고도 할 수 있어요. 근데 헤르페스는 점막으로도
옮고 피부로도 옮아요.

헤르페스… 입술에 제일 많이 생기는 그런 형태?

성기 삽입으로 생기는 경우는 성기에 생기겠죠. 구강성교, 오럴섹
스라고 그러잖아요. 구강성교를 통해 혀에도 생길 수 있어요. 회음
부에 생기면 처음에는 물집 형태로 나타났다가 그게 터지면서 2차
적인 세균 감염이나 궤양이 생길 수도 있어요.

타입 1이 있고 타입 2가 있어요?

헤르페스 바이러스는 DNA 바이러스예요. DNA 바이러스는 변형이 거의 안 일어나요. 타입 1, 타입 2로 나누는 이유가 뭐냐면, 입가에 생기는 헤르페스하고 성기부에 생기는 헤르페스를 자세히 분석해봤더니 유형이 좀 달랐어요. 그런데 지금은 다 무너져버렸어요. 치료약도 똑같고 먹는 약, 바르는 약 다 똑같아요. 그래서 구분할 의미가 전혀 없어요, 이제는.

어렸을 때 조금만 피곤하면 입가에 포진이 생기곤 했어요.

면역력이 약하다는 뜻이에요.

근데 그게 헤르페스였을 가능성은 없을까요?

100% 헤르페스예요. 지금 잘 안 생기지요? 몸이 건강하다는 거예요. 우리나라 사람들의 입가에 헤르페스 바이러스가 전염되는 건 다 이유식 할 때 옮은 거예요. 예전에는 유아용 숟가락이라는 게 없었어요. 애를 먹일 때 온도를 맞춰야 되잖아요. 어디다가 맞춰요. 자기 혓바닥에 올려보면 감각이 제일 정확해. 그렇게 온도 체크해서 누구 입에 넣어줘요?

아기 입에….

그렇게 이 바이러스가 처음 들어가요. 그러면 죽느냐? 이게 사멸되지 않아요. 내 면역이 강하면 바이러스가 숨어요. 어디로 숨냐. 들어간 부위가 아니라 쭉 돌아가서 척추 옆 신경절에 잠복하는 거예요. 언제 나갈 기회가 있나 이러고 노리고 있는 거지요. 제 나이

대 사람 95% 정도 항체가 있다고 봐도 돼요. 다 감염됐다는 얘기예요. 그래서 우리나라 사람들에게는 성병으로 헤르페스가 생기는 경우가 드물어요. 타입 1, 타입 2가 교차 면역력이 있거든요. 타입 1은 우리 할머니, 우리 엄마한테 이미 다 받았어. 그래서 성적으로 타입 2가 들어와도 타입 1이 다 잡아요.

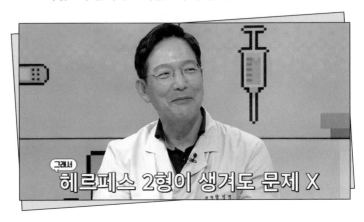

그래서
헤르페스 2형이 생겨도 문제 X

🧑‍🦰 헤르페스는 잘 옮긴 하지만 크게 걱정 안 해도 된다?

🧑 요즘 세대 아이들은 우리 때보다 위생적으로 자랐지요.

🧑‍🦰 그럼 아이들은 또 약간?

🧑 성적으로 옮아요. 이게 문제가 뭐냐면 여성이 헤르페스 바이러스에 감염됐는데 임신을 했다. 헤르페스가 있는 상태에서 아기가 생기면 헤르페스가 눈으로 들어가겠지요?

🧑‍🦰 그럼 어떻게 돼요?

🧑 실명해요.

진짜요?

요즘은 그런 걱정 안 해도 돼요. 의사 선생님이 알아서 다 보거든요. 검사해서 헤르페스가 있으면 제왕절개를 하지요.

성관계를 하고 나서 청결제로 씻어내면 좋을까요?

필요 없어요.

필요 없어요? 그래도 씻는 게 더 좋지 않을까요?

건강한 남성의 정상적인 정액에는 아무런 문제가 없어요. 좀 속된 표현인데, 헤집고 파지 마세요. 비누칠은 그냥 닿는 데까지만 해도 돼요.

원장님도 그렇고 저도 그렇고 나이가 있으니까 당연하게 아는 사실이지만 어린 친구들에게는 교육이 필요할 거 같아요. 성병을 어떻게 예방하면 좋을지, 평상시 관리법이랄까 이런 것 좀 얘기해주세요.

사랑하지 마라. 처녀성을 지켜라. 꼴통 같은 보수적인 얘기를 하려는 게 아니에요. 알고 하라는 거예요. 아무것도 모르고 난교하면 병에 걸릴 수밖에 없어요.

맞아. 맞아.

이런 생각은 보수적이라고 할 수 없어요. 이건 그냥 옳은 일이라고 생각해요. 처음 성관계를 갖는 평균 연령이 13. 6세라는 건 정말 말도 안 돼요. 우리나라 교육에 큰 문제가 있는 거예요. 딱 한마디만 한다면 제발 남자들, 여자들도 똑같이 볼일 보러 가기 전에는 손 닦자!

세균, 곰팡이균 감염: 질염

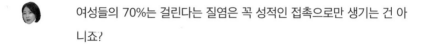

여성들의 70%는 걸린다는 질염은 꼭 성적인 접촉으로만 생기는 건 아니죠?

세균 감염 및 칸디다 곰팡이균 감염이 전체 질염의 70% 이상을 차지해요. 꽉 끼는 옷을 입거나 땀이 많이 차고 습하면 곰팡이가 번식하기 쉬운 상태가 되어 질염이 생겨요. 피곤하거나 생리로 질 내 환경이 바뀌는 경우에도 질염이 생겨요. 질은 PH 4.5 정도의 산도를 유지해야 하는데, 이 균형이 깨지면 유해균이 증식해 염증이 생길 수도 있지요.

질염은 완치가 어렵다고 알고 있어요. 심해지면 합병증이 올 수 있나요?

여성의 질염은 너무나 다양한 이유로 100% 완치가 어려워요. 산부인과 정기 검진을 받는 게 가장 좋습니다. 질염이 심해지면 골반염으로 전이될 수 있어요. 여성분들 컨디션만 나빠져도 생기는 게 질염인데, 잘못된 성관계를 가지면 얼마나 더 심해지겠어요? 항상 조심!!

청결제를 너무 자주 써도 안 좋다는 말도 있더라고요?

청결제를 내부까지 사용하는 경우 질 내 밸런스가 무너져서 안 좋아요. 오히려 질 내 유산균을 없앨 수도 있어요.

질염은 어떻게 예방하는 게 좋을까요?

질염 예방법

❶ 너무 꽉 끼는 옷을 입지 않는다.

❷ 샤워 후 습하지 않게 드라이해준다.

❸ 대변을 본 후 휴지로 닦을 때 꼭 뒤로 닦는다. 여성의 경우, 항문 앞에 질이 있어서 잘못하면 균이 질로 옮을 수 있기 때문.

❹ 여성 역시 소변 보기 전에 꼭 손을 씻어라!

❺ 일주일에 두 번 정도 좌욕이나 반신욕을 해주면 좋다.

❻ 평상시 건강 관리로 면역력을 강화해준다.

❼ 너무나 당연하지만 콘돔을 사용하는 위생적인 성관계!!

오늘의 진료평

 마지막으로 오늘의 진료를 한 줄 평으로 표현하신다면?

 사랑은 위생적인 곳에서 사랑하는 사람하고만 나누자.

사랑은 위생적인 곳에서
사랑하는 사람하고만 나누자.

– 훈장무새 Dr. 익병 –

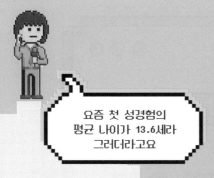

요즘 첫 성경험의
평균 나이가 13.6세라
그러더라고요

사랑하지 마라. 처녀성을 지켜라.
꼴통 같은 보수적인 얘기를 하려는 게
아니에요. 알고 하라는 거에요. 아무것도
모르고 난교하면 병에 걸릴 수밖에
없어요.

ep.8

#성병 2탄

성병, 숨기면 골병든다

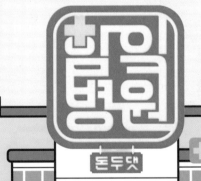

돈두댓

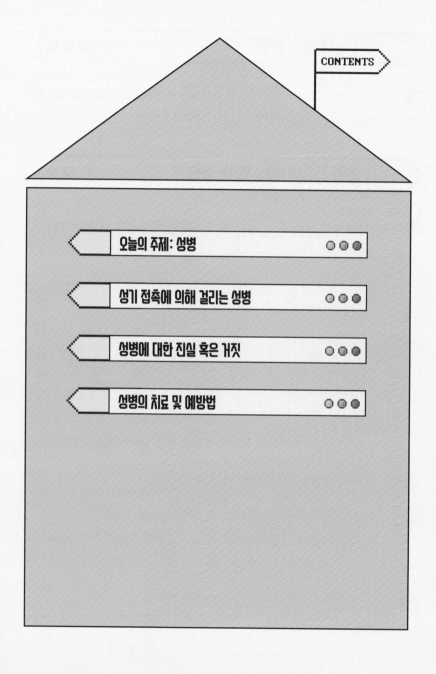

오늘의 주제: 성병 ○○●

성기 접촉에 의해 걸리는 성병 ○○●

성병에 대한 진실 혹은 거짓 ○○●

성병의 치료 및 예방법 ○○●

오늘의 주제: 성병

성병 특집 2탄을 준비했습니다. 이번에는 직접적인 성적 접촉으로 감염되는 성병에 대해 알아보겠습니다. 어떤 게 있나요?

성기 접촉에 의해 걸리는 성병

대표적인 게 매독, 임질, 고노리아라고 하는 임질 요도염이에요. 후천성면역결핍증, 사마귀 중 하나인 콘딜로마 바이러스에 감염되는 곤지름도 있어요.

대표적인 증상은 어떤가요?

옛날에는 임질이 제일 흔했죠. 요즘에는 비임균성 요도염이 흔해요. 같은 요도염인데 임질성 요도염보다 비임균성 요도염이 더 많기는 해요. 임질은 성관계를 하고 난 다음에 1~2주 안에 소변을 볼 때 따끔거리고 시간이 지나면 고름이 나와요. 비임균성 요도염은 증상도 좀 약하고 고름도 누렇지 않고 맑은 물이 나오지요.

그래서 걸렸는지 안 걸렸는지 잘 모르겠네요?

잘 모를 정도로 좀 덜 불편한데, 전염성은 높고 잠복기가 길어요. 임균성 요도염은 짧아요. 2주 이내. 비임균성 요도염은 두 달 이내. 잠복기가 길어서 전염을 많이 시키지요.

근데 위험하기는 임질이 조금 더 위험하고?

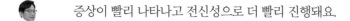 증상이 빨리 나타나고 전신성으로 더 빨리 진행돼요.

곤지름… 이런 건 그냥 눈에 보이지요?

곤지름은 사마귀예요. 성기에 생기는 사마귀이지요. 여성의 외음부나 항문 성교를 하면 항문 주위에 생겨요. 콘딜로마 같은 경우에는 잠복기가 길어요.

곤지름은 특히 남자들한테 많다는데… 남자들은 눈에 딱 보이니까, 바로.

그렇죠. 여자들은 안쪽이 생기니까. 증상이 없기도 하고요.

그래서 잘 모르는 경우도 많다고 하더라고요?

성적 접촉에 의한 성병의 종류

❶ **임질** : 가장 오래된 성병 중 하나. 5000년 전부터 존재했다는 기록이 있음. 임균 감염에 의해 발생하는 성병. 남성은 임균성 요도염, 여성은 요도염 외에 자궁경관염도 나타남. 여성은 증상 없는 경우도 많음.

❷ **매독** : 트레포네마 팔리듐균에 의해 신체 전반에 감염 증상이 일어나는 염증성 질환. 페니실린이 만들어진 이후 거의 없어졌는데 최근에 다시 증가하는 추세. 궤양에서 피부 발진, 점막의 병적인 변화가 나타나다가 내부 장기까지 균이 침범함. 신경 매독도 존재.

❸ **곤지름(콘딜로마)** : HPV로 감염. 성기 부위에 생기는 사마귀 질환. 남성이 여성보다 2배 가까이 많이 걸림.

❹ **후천성 면역결핍증** : HIV가 몸속에 침입해 면역세포를 파괴, 흔히 에이즈라 불림.

고름이 분비되더라도 여성의 질 분비물과 섞이면 구별하기 힘들어요. 그래서 진단이 늦어지다 보니 치료가 더 어렵죠.

눈으로 확인할 수 없는 성병들은 어떻게 찾아내나요? 어떻게 진단을 내리나요?

일단 본인이 병원에 와야 해요. 의심되는 사람을 모두 잡아다가 검사할 수는 없으니까요. 대부분 소변 검사를 하죠. 남자들의 경우에는 소변으로 증상이 안 나타나면 다른 검사를 해요. 전립선까지 들어가거든요, 그 균이. 전립선 마사지를 해서 전립선액이 나오게 하지요.

전립선액은 정액이랑 다른 거예요?

정액의 일부 성분이 전립선액이에요. 그래서 전립선에까지 염증이 있는지 다 확인해서 세균이 나오면 그 세균에 맞는 항생제를 쓰죠. 다음은 매독. 매독의 대표적인 증상은 발진인데 그 형태가 두 가지예요. 성기 부분에 생기는 경성 하감, 딴딴하면서 아프지는 않아요. 그러다 좀 지나서 2기 매독이 되면, 손바닥과 발바닥에 빨갛게 동그란 반점이 생겨요. 이걸 매독 발진이라고 그래요. 균이 엄청 나오지요. 옛날에는 매독을 그냥 두면 뇌 세포까지 다 파먹었어요. 신경매독이지요. 난청도 오고 뇌 발작도 오고…. 페니실린 중에서도 BP, 벤자틴 페니실린(Benzathine penicillin)만 들어요. 옛날에 페니실린이 없을 때는 매독을 치료해보려고 납도 썼어요.

납이요?

그 중금속. 사람도 죽이지만 균도 죽이거든요.

만약에 이런 것들 중 하나에 걸렸다. 그러면 지금 만나고 있는 파트너를 의심해봐야겠죠?

그래서 건강한 사람을 만나라는 거예요.

혹시 내가 그냥 균을 가지고 있었을 수는 없나요?

없어요. 자연 발생적일 수 없어요.

둘이 만나다가 한 사람이 걸렸다. 그럼 최근 일이라고 봐야 하네요.

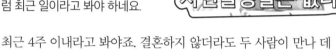

자연발생설은 없다

최근 4주 이내라고 봐야죠. 결혼하지 않더라도 두 사람이 만나 데이트를 하는 사이라면 어느 정도 책임감이 따라야 해요.

성병에 대한 진실 혹은 거짓 ○○●

성병에 대해 진짜 별의별 소문이 다 있습니다. 일명 찌라시를 보면 성관계를 가진 후에 소변을 보면 성병 예방에 도움이 된다는 말이 있어요.

아무 효과 없어요.

아닌데… 저 방송에서 봤어요.

아무 효과 없습니다.

요도나 그 근처에 남아 있던 균들은… 소변을 배출하면서 쑥 쏟아내잖아요. 그래서 그 균들을 바깥으로 나오게 하니 어느 정도 예방 효과가 있다고 하던데….

그런 식으로 얘기하면서 거짓 정보를 퍼뜨리니까 성병이 자꾸 번지는 거예요. 조류가 성관계하듯이 푸드덕 하고 내려오는 관계가 아니잖아요. 정상적인 관계라면 10분, 20분, 30분씩 한단 말이죠. 관계를 갖는 중에 이미 다 들어가요.

또다른 소문 하나. 빨래방에 속옷을 맡겼는데, 성병 환자의 속옷과 내 속옷을 함께 돌리면 성병이 옮을 수 있다?

불가능하다고 보셔도 돼요. 자동 세탁을 해보면 아시겠지만, 한 시간 반 내지 거의 한 시간 50분 정도 돌거든요. 그 정도 돌리면 살아남는 세균이 거의 없어요. 그런데 속옷을 빨래방에 맡기는 게 이상하지 않나?

그렇네요. 그럼, 눈이 자주 충혈되면 성병의 신호일 수 있다?

1만 명에 한두 명? 확률적으로 희박한 얘깁니다.

만약에 눈이나 눈꺼풀에 닿았다면?

클라미디아균 때문에 그런 이야기가 있는 것 같네요.

클라미디아균이요?

클라미디아균은 눈에도 감염됩니다. 점막을 검사해보면 특별한 소견이 보여요.

남성의 경우, 포경수술을 하면 성병에 안전해진다?

X. 섹스 파트너의 질 건강에는 도움이 돼요. 포경은 두 가지 종류가 있어요. 귀두 부위의 표피가 완전히 막혀서 뒤로 젖혀지지 않는

경우가 있어요. 진성 포경이라고 그래요. 이 경우는 무조건 수술해야 돼요. 수술 안 하면 냄새가 나고 정상적인 성관계를 갖기가 어려워요. 점막 대 점막이 만나야 섹스가 가능하거든요. 피부와 점막이 부딪치면 여성의 점막이 상해서 정상적인 섹스를 할 수 없어요.

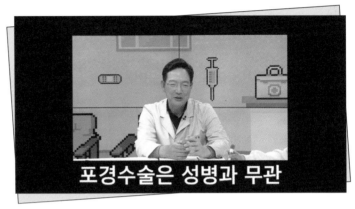

포경수술은 성병과 무관

포경수술을 했다고 성병 예방에 도움되는 건 없어요. 포경수술에 대해 한마디 하자면, 강제로 권할 필요는 없어요. 사춘기가 지나 아이가 성장하면서 귀두가 커지는데 이게 벗겨지지 않아서 정상적인 성생활이 어려울 것 같으면 반드시 수술을 해줘야 하지만 그 외의 경우는 좀 생각해봐야 할 문제예요. 두 번째는 가성 포경. 평소엔 덮여 있다가 손으로 젖히면 벗겨진다. 이건 가성 포경이에요. 이런 경우에는 굳이 수술할 필요가 없어요. 그런데 여기가 늘 지저분하고 잡균들이 많을 수 있거든요. 표피 안에 태가 끼어 있고 지저분해요. 그러니까 사랑하기 전에 씻어라!

 흡연자가 구강성교를 하면 두경부암에 걸릴 확률이 높다?

 당연히 높죠. 두경부가 뭐냐 하면 경부, 목, 후두부예요. 여기에 생기는 게 아니고 점막에 생겨요. 여기 생기면 암이 위로 향하면서 또 머리로 올라가죠.

무섭네요, 이거는.

담배 끊고, 구강성교 안 하면 되죠.

약간 심각한 경우에 얼굴의 일부를 갈아엎거나?

수술하면, 무조건 잘라내면 거의 반이 없어지는 거죠.

혀를 잘라내거나?

설암. 흡연자는 설암 무지하게 많이 생겨요.

흡연은 진짜 만병의 근원이네요.

그러니까 하지 말라는 거예요!

예전부터 에이즈의 기원이 침팬지와의 수간이라는 말이 있었잖아요. 이거 사실인가요?

밀접한 접촉이라고 얘기하는 게 맞겠죠. 그러니까 무슨 얘기냐 하면 중국, 아프리카의 침팬지에게서 바이러스가 발견됐어요. SIV(Simian Immunodeficiency Virus)라고 하는 이 원숭이 바이러스는 HIV와 되게 유사해요. 수간이라기보다는 할퀴었을 가능성이 많죠. 침팬지의 공격으로 혈액이 감염되고 그게 사람 대 사람으로 옮겨지지 않았나, 이렇게 생각하는 게 개연성은 훨씬 더 높아요.

이제 치료와 예방법에 대해서 얘기를 좀 해봤으면 좋겠습니다. 성병은 치료하는 데 오래 걸리고 완치되기까지도 좀 오래 걸리죠?

아니요. 진단만 정확하면 약들이 워낙 좋아서 그렇지 않아요. 벤자틴 페니실린이라고 하는 엄청나게 많은 양의 페니실린 주사를 두 번 맞으면 됩니다.

그럼 기간은?

두 번 맞으면 2~4주. 맞고 난 다음에 한 번 더 혈청검사 하고 나서 그다음에 맞아요.

나머지 성병들도 비슷한가요?

코노리아, 임질 같은 경우에는 마이신 계통의 약이 있어요. 그런 걸 쓰면 금방 좋아져요.

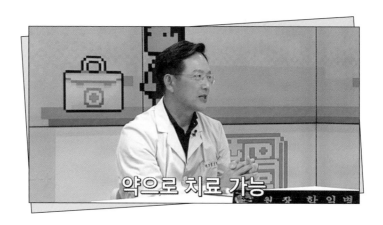

약으로 치료 가능

성병은 무조건 파트너와 함께 치료 받아야 하고, 다 나을 때까지는 성관계를 가지면 안 되는 게 맞죠?

무조건 파트너와 동시에 치료하고요, 증상이 좋아져도 완치 판정 나올 때까지 계속 체크하고, 다 나을 때까진 음주나 성관계를 지양해야 돼요.

남자분들 중에는 치료를 하다가 성기를 잘라야 되는 경우가 있다는데 진짜인가요?

곤지름이 생겼을 때, 포도필린이라고 피부 부식제를 발라요. 이게 떨어져 나가면서 살점이 좀 떨어지지요. 그때 떨어져 나간 모양을 보면서 귀두가 잘렸다, 이런 느낌이 들 수는 있지만, 아니에요. 성기를 왜 잘라요, 자르기를. 그리고 이렇게 떨어져 나간 부위도 회복돼요.

성병 예방은 역시 콘돔인가요?

네.

콘돔을 올바르게 써야 되는데, 잘 쓰는 방법이 있을까요?

콘돔을 쓸 때는 삽입이 이루어질 때부터, 처음부터 써야 해요.

너무 당연한 이야기 아닌가요?

사정하기 전에만 쓰면 된다고 생각하는 사람들도 꽤 많아요. 그건 순전히 피임 목적이죠.

그렇죠. 그렇죠.

근데 피임이 목적이 아니라 성병 예방이 목적이라면….

그러면 당연히 처음부터, 처음부터 써야죠.

어떤 분은 콘돔을 쓰라고 그랬더니 귀두에만 걸쳐놓고 콘돔을 썼다고 그래요. 뒤까지 쭉 펴서 넘겨야 돼요, 끝까지.

뚫려 있는 경우가 가끔 있대요. 손상돼 있는 경우. 그래서 물로 확인한 뒤 쓰는 친구들이 있대요.

잘못된 거예요. 그 사이에 윤활제가 다 빠져나가고 찢어질 수 있거든요. 그럼 큰일이지요. 거의 모든 콘돔은 출고 전에 공기 테스트를 거쳐 나와요.

콘돔을 재활용해서 쓰는 사람들은….

말리고 싶어요. 그래서 가르쳐야 돼요. 저는 고등학생쯤 되면 콘돔 사용법을 가르쳐야 한다고 생각합니다. 성에 대한 얘기는 밥상머리에서 하면 안 되고, 이불 밑에서 몰래 얘기할 때도 떽~ 그런 얘기를 왜 하니? 그러는데 이거는 곤란해요. 적어도 아빠하고 아들은, 엄마하고 딸은 목욕탕에서 할 수 있는 얘기 정도는 돼야 해요. 아침밥 먹으면서 얘기할 수 있으면 제일 좋지요.

오늘의 진료평

 마지막으로 오늘의 진료를 한 줄 평으로 표현해주신다면?

 성병! 숨기면 골병 든다. 조기 진단해서 빠르게 치료받자.

성병! 숨기면 골병 든다.
조기 진단해서 빠르게 치료받자.

－ 훈장무새 Dr. 익병 －

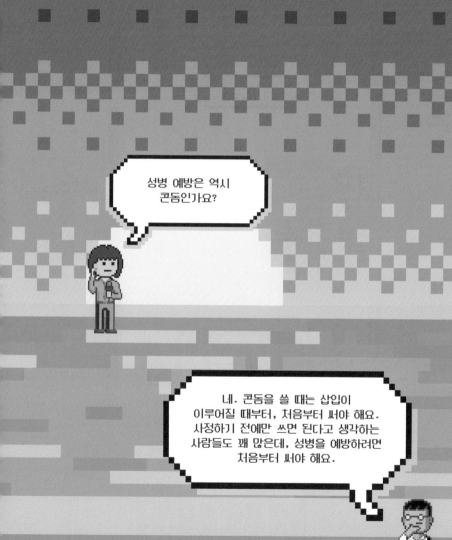

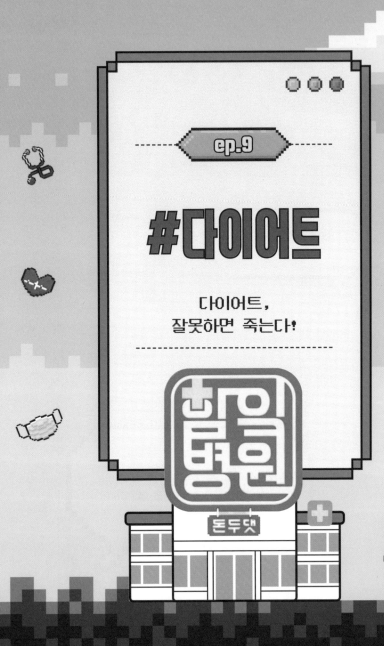

ep.9

#다이어트

다이어트,
잘못하면 죽는다!

돈두댓

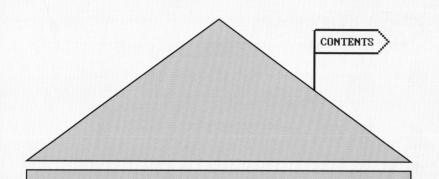

CONTENTS

바야흐로 여름. 관리의 계절이 왔잖아요. 먹기만 하면 살이 빠지는 약이 있다고 하더라고요. 주사도 있다던데…?

키가 얼마예요?

169cm요.

몸무게는 몇 kg이에요?

몸무게는 51kg.

51을 1.69로 두 번 나누는 거예요. 얼마가 나왔어요?

17.8이요.

유럽에서 이 정도 BMI 지수의 모델은 무대에 서지 못해요. 이런 상태에서 긴장한 채 몇 시간 워킹하다 보면 어떻게 되냐. 심장마비로 급사할 수 있거든요.

그러면 얼마 정도 되어야 해요, 그 숫자가?

내가 권하는 건 20에서 22 정도.

뼈말라족의 유행

요즘 어린 친구들 사이에서 유행하는 신조어 중에 뼈말라족이라고 아세요? 뼈말라족?

뼈만 보일 정도로 바짝 마른 사람?

그런 정도를 좋아한다는 얘기예요.

정신병이에요. 아노렉시아 노보자(Anorexia Nervosa), 신경성 거식증일 수 있어요. 그럼 무조건 정신과에 입원시켜야 돼요.

그리고 이런 것도 있어요. 프로아나족.

그건 또 뭐예요.?

프로아나족. 되게 생소하시죠? 저도 최근에 알았는데, 찬성을 의미하는 '프로(pro)'와 거식증을 뜻하는 '아노렉시아(anorexia)'의 합성어예요. 쉽게 말해 거식증을 옹호하는….

그러다 정말 죽을 수도 있어요. 뼈만 남은 앙상한 몸을 보고 아름답다, 몸매가 좋다 이렇게 생각하는 건 자기 신체에 대한 학대에요. 뇌 세팅이 잘못된 거예요. 그런 몸을 유지하려고 사는 건 사람의 삶이 아니에요. 국가인권위원회라도 개입해서 먹여야 해요. 죽는다고 경고해야 해요.

요새 TV에 나오는 아이돌들을 보면 상당히 말랐잖아요. 하지만 제가 보기에도 예쁘거든요.

아니죠. 저런 몸매를 유지하려면 어떻게 살까, 그렇게 살면 과연 행복할까 생각해봐야 해요. 더 중요한 건 여자 어린이들이 그걸 보고 '아, 나도 저래야겠다'는 잘못된 생각을 하기 시작하게 된다는 거예요. 망상이지요. 저는 제 딸이 아이돌의 삶을 살겠다고 그러면 '참아라. 그렇게 살아서 뭐하겠니. 먹고 싶은 거는 좀 먹고 살아야 되지 않겠니'라고 말해줄 거예요. 맛있는 거 먹는 것만큼 즐거운 일이 어디 있어요?

대한비만학회에서 제공하는 체질량지수(BMI)

🐚 자신의 몸무게(kg)를 키의 제곱(㎡)으로 나눈 값
- ❶ 18.5 미만 : 저체중
- ❷ 18.5~22.9 정상 체중
- ❸ 23~24.9 : 과체중, 위험 체중
- ❹ 25~29.9 : 1단계 비만
- ❺ 30~34.9 : 2단계 비만
- ❻ 35 이상 : 3단계 비만 (고도비만)

다이어트약의 원리 및 성분, 처방 대상

운동이나 먹는 것도 너무 중요하지만, 많은 사람이 빨리 살을 빼고 싶어 하잖아요.

없어요. 그런 방법은 없어요.

제 얘기를 끝까지 들어주세요. 아직 질문이 안 끝났어요. 다이어트약의 종류가 많다고 하는데, 약하고 주사의 종류 좀 얘기해주세요.

약이 아니고요. 질환 치료제예요.

질환?

질병을 고치는 약이에요. 대표적으로 입맛이 떨어지게 하는 건 다 정신과 약이죠.

입맛을 떨어지게 하는데 왜 정신과?

정신과 약들을 쓰다 보면 부작용 때문에 입맛이 떨어져요.

대표적으로 어떤 약이 있나요?

저도 잘 몰라요. 알고 싶지도 않아요. 그런 약을 처방하는 건 별로 좋아 보이지 않아요, 의사 입장에서. 비만 때문에 건강을 해칠 것 같으면 모르겠지만, 살이 조금 쪄서 똥배가 살짝 나왔는데 그런 향정신성 약품을 쓴다? 의사라면 그런 처방은 하지 않을 거라고 생각해요.

다이어트약 중에 나비약이라는 게 있대요. 이거 아세요? 이게 디에타민이라는 건데, 나비 모양으로 생겨서 나비약이라고 부른다더라고요. 그 정도로 유명하다는 얘기지요.

우리 사회에서 건강에 대해 얼마나 왜곡된 상식이 유행하고 맹신되는지 보여주는 사례예요. 그건 아마 교감신경 항진제일 거예요. 잠도 안 오고 늘 흥분 상태로 만들지요.

어, 좀 그렇더라고요. 이거 먹은 애들이 커피 여러 잔 마신 것 같다는 이야기를 했대요.

늘 흥분돼 있고 잠도 못 자요. 그러면 정신이 멀쩡하겠습니까?

원리가 뭐예요?

그러니까 도파민 같은 걸 분비시키면 늘 흥분 상태가 되지요. 그럼 밥을 안 먹어도 배가 안 고파요. 쉽게 얘기하면 정신이 건강한 사람이 살 요만큼 빼려고 머리를 망가뜨리는 거예요.

그리고 제니칼이라는 약도 있대요.

그거는 뭐냐 하면, 지방이 아예 흡수되지 않게 하는 거예요. 예를 들어, 오징어가 있다고 합시다. 저는 초장을 살짝 찍어 먹는 걸 좋아하는데, 우리 집사람은 오징어를 기름에 살짝 튀겨야 맛있다고 해요. 똑같이 오징어를 한 마리 먹었는데 누가 살이 찔까요?

아, 당연히….

집사람이 찌지요. 그런 사람들을 위해서 만든 약이 제니칼이에요.

삭센다, 이건 뭔가요?

그건 글루카곤이라고, 혈당을 높여주는 기능이 있는 물질일 거예요. 글루카곤은 인슐린의 반대예요. GLP, 글루카곤 라이크 펩티드(Glucagon-like peptide)예요.

밥을 안 먹어도 혈당을 높여주는 건가요?

아니요. 지방을 녹여서 혈당으로 바꿔줘요.

아….

지방을 녹여서 당으로 바꿔주는 게 글루카곤. 당을 지방으로 바꿔주는 게 인슐린이에요. 인슐린이 부족하거나 인슐린이 작용하지 않으면 혈당이 올라가서 당뇨병에 걸려요. 삭센다를 놓으면 지방

다이어트약과 주사 종류

❶ **향정신성 식욕 억제제** : 중추신경을 자극해 식욕을 감소시킨다. 펜터민, 펜디메트라진, 디에틸프로피온 등은 도파민 분비를 증가시켜 자율신경계를 흥분 상태로 만든다. 그 결과, 교감신경이 활성화되기 때문에 굉장히 예민해지고 긴장해서 심장이 빨리 뛰는 등 신진대사는 높아지는데 입맛이 없어짐. 대표적으로 디에타민이 있음. 나비 모양으로 생겨 나비약이라고도 불림.

❷ **지방 흡수 억제제** : 소화 과정에서 지방을 분해해 체내로 흡수시키는 효소인 리파아제(리페이스)의 활성을 억제함. 2000년대 유행한 제니칼이 대표적(이 약은 계속 설사하게 만듦).

❸ **GLP-1 유사체** : 식후 혈당을 떨어트리는 효과가 있어 당뇨병 치료제로 개발. 최근 유행하는 주사형 치료제인 삭센다가 대표적.

❹ **지방 분해 주사** : 몸 안에 특정 성분을 주입해 지방을 분해시켜 소변으로 배출하는 요법. 카복시, 신데렐라 주사, PPC, 일명 걸그룹 주사로 불리는 것들.

이 없어지는 게 아니에요. 녹아서….

당으로 쓸 수 있게끔? 그럼 그걸 써야 되잖아요?

그렇지요. 안 쓰면 한 바퀴 빙빙 돌다가 다시 인슐린이 작용해서 뭐가 되겠어요? 그 자리에 또 끼어버리지요.

그럼 이거 맞으면 무조건 운동해야 되나요?

맞고 운동하나 그냥 운동하나 운동하면 다 같이 없어져요.

그럼 이건 인체에 그렇게 해롭지는 않다고 봐도 될까요?

저는 내과 전문의나 비만 전문의가 아니기 때문에 잘 모르지만, 우리 몸에서 자연스럽게 글루카곤이 분비되는데 인위적으로 계속 넣어주면 우리 몸의 호르몬 밸런스는 어떻게 될까요? 방법은 운동밖에 없어요.

카복시, PPC(PhosPhatidyl Choline). 일명 걸그룹 주사로 불리는 것들은?

그것도 다 똑같아요. 지방이 분해됐어요. 그럼 어디로 가겠어요?

삭센다랑 비슷한 원리예요?

삭센다는 글루카곤으로 대사를 시키는 거고, 이거는 지방을 잘게 분해해서 혈중으로 내보내요. 결론이 뭐냐면 내 몸을 속이는 거예요.

장기적으로 봤을 때 그다지 도움이 되지 않는다?

아무 도움이 안 되죠. 운동하지 않으면.

그런데 이런 약이나 주사는 아무나 다 처방받을 수 있나요?

처방해달라고 한다고 의사가 누구에게나 처방해준다면 그건 직업 윤리에 어긋나는 거죠.

먹긴 먹는 것 같더라고요.

뭘 먹어요?

2022년 식약처에서 이런 약들의 안전 사용 기준을 위반한 1700여 명의 의사들을 추적 관찰하기 시작했대요.

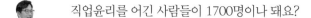

직업윤리를 어긴 사람들이 1700명이나 돼요?

정상 체중인데도 이런 약들을 잘 처방해주는 병원은 다이어터들 사이에서 성지로 알려져 아침부터 길게 줄 서서 약을 처방받기도 한대요. 특히 10대들은 청소년이라 처방을 받을 수 없기 때문에 SNS로 불법 거래하기도 한다네요.

그런 불법을 저지르면서 살을 빼려는 건 교육의 문제라고 봐요. 개개인에 대한 교육이 똑바로 되지 않으면 그런 불법, 편법, 바보 같은 짓을 저지르는 걸 막을 방법이 없어요. 살을 빼려면 체지방량 체크하고 식이 패턴을 보고 너는 이렇게 해야 된다, 하고 조언해야지요!

목이 메셨어요. 원장님은 병원에서 이런 처방 안 하시죠?

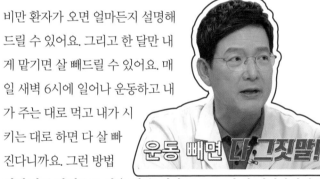

비만 환자가 오면 얼마든지 설명해드릴 수 있어요. 그리고 한 달만 내게 맡기면 살 빼드릴 수 있어요. 매일 새벽 6시에 일어나 운동하고 내가 주는 대로 먹고 내가 시키는 대로 하면 다 살 빠진다니까요. 그런 방법

운동 빼면 다 그짓말!!

외에 다른 방법으로 살을 뺄 수 있다고요? 그건 다 거짓말이에요.

다이어트약의 진실 혹은 거짓 ○ ○ ○

워낙 많은 분들의 관심사다 보니까, 찌라시가 많더라고요. 찌라시들을

모아봤습니다. 향정신성 식욕 억제제, 오래 먹으면 불안증이나 공황장애 같은 정신병이 생길 수도 있다?

당연하죠. 잠을 못 자는데….

불안증이나 공황장애 말고 다른 어떤 부작용이 있을까요?

자살 충동이라든지 별의별 일이 많죠.

실제로 도로에 뛰어들거나 교통사고가 나기도 하고, 집에 불을 지르기도 하는 등 심한 경우도 있대요.

애당초 그런 약을 왜 처방할 수 있게 해놨냐고요.

이런 약에 의존할 정도면 스스로 치료하기 어려울까요?

그럼요. 정신과에 입원해야죠. 기름진 게 좋고 단 게 좋으면 먹은 만큼 책임을 져야죠. 내 입이 즐거웠으면 내 다리가 고통스러워야 내 건강이 유지된다!

몸에 좋은 약은 입에 쓰니까?

맞아요. 정확한 얘기. 오랜만에 바른 말 하시네요.

원장님 말씀 들으면서 이런 생각이 드네요. 굉장히 맞는 말씀이지만, 굉장히 듣기 싫다!

왜 듣기 싫지?

앞서 언급한 다이어트약들을 복용하면 여러 가지 부작용이 나타난다고 하셨는데, 대표적으로 어떤 것들이 있나요?

제니칼 같은 경우에는 나온 지 오래된 약으로 지금도 처방될 거예요.

사실 제니칼은 저도 들어본 적 있어요. 기저귀 같은 것을 차고 다녀야 한다더라고요.

화장실에 갈 때마다 매번 변기 청소를 해야 돼요. 그렇지만 건강에 그렇게 해롭진 않아요.

부작용을 겪더라도 약을 끊으면 서서히 회복되긴 하나요?

모든 약은 다 유효기간이 있어요. 작용 기간이라는 게 있어서 되돌아오는데 시간이 필요하지요. 그런데 그사이에 여러 가지가 헝클어질 수 있어요. 정신적으로 문제가 생기거나 이명이 생기거나….

그래서 사람들이 대안으로 이걸 생각합니다. 한약 다이어트. 한약 다이어트는 양약 다이어트보다 덜 위험하다, O, X?

X. 말도 안 되는 얘기. 다 똑같아요.

한약 다이어트에서 제일 많이 쓰이는 게 마황이라는데, 이게 뭔가요?

마황, 이게 뭐냐면 체온을 올리고 대사를 증진시키는 성분이에요. 양약으로 치면 에페드린이지요. 에페드린은 심장을 빨리 뛰게 하고 혈관을 수축시키는 작용을 해요. 감기약에서 콧물이 많이 나올 때 슈도에페드린이라는 성분을 이용하는데, 에페드린 비슷한 거예요. 이걸 한두 단계만 대사시키면 필로폰으로 변해요. 필로폰의 원료가 에페드린이지요.

그러면 요거 한번 여쭤보겠습니다. 심한 고도비만의 경우, 차라리 위장

절제술을 하는 게 낫다, O, X?

X. 계속 먹으면 위는 또 늘어나요. 중추신경은 판단력이 없다고 봐야 돼요. 이건 거식증의 반대예요. 말라서 죽게 됐는데 밥 먹으면 토하거든요. 그거나 살이 쪄서 드러누운 채 한 발짝도 못 움직이고 그냥 침대째 끌고 다녀야 하는 그런 사람이나 뭐가 다르냐고요? 그래도 목숨을 살려놓으려면 잘라야죠.

추천 다이어트 방법

건강한 다이어트법이 있다면?

BMI를 계산해봤는데 24~25가 넘어서 살을 좀 뺐으면 좋겠다고 생각하면, 1년 계획하고 빼는 거예요.

단위를 너무 짧게 잡지 마라?

올 여름까지 빼는 게 아니라 내년 여름까지 빼겠다고 생각하는 거예요.

진짜 공감해요.

1년을 보고 계획해서 한 달에 500g을 빼겠다.

500g이요?

쉬울 것 같죠?

네.

먹을 거 다 먹고 500g 빼려면 운동을 얼마나 해야 하는데요. 당장 에베레스트 올라가라고 그러면 올라가실래요? 못 가요. 천천히 운동해서 일 년 지나면 그게 잘 만들어진 내 몸이 돼요. 약물에 의해서 만들어진 게 아니라 내가 내 몸을 만든 거예요. 그게 보디 빌딩이에요.

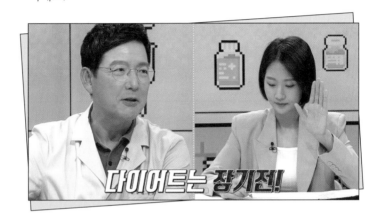

운동은 그렇다 치고, 그럼 먹는 거는?

먹는 양을 3분의 1씩 쳐내는 거예요. 그 정도는 견딜 만하거든. 그리고 식사할 때 숟가락을 들지 마세요.

이 얘기는 국물을 먹지 마라?

아니요. 먹는 시간이 느려야 돼요. 살찌는 사람들의 속성이 뭐냐 하면 빨라요. 입에 들어가면 꿀꺽이야.

빨리 먹는 사람들이 좀 그렇죠. 포만감을 느끼기 전에 많이 먹죠.

네. 그리고 다 먹고 난 다음에는 꺽꺽거려요. 나중에 배가 부른 거예요. 젓가락으로 밥알 세어가며 드세요.

 라면을 먹어도 3분의 1은 쳐내고 먹어라?

 그렇죠. 처음에는 되게 아까워요. 쳐낸 거는 옆에다 두지 말고 쓰레기통에 버리세요.

 쓰레기통에 버리면 아까우니까 처음 덜 때 조금씩 덜 자, 그냥.

오늘의 진료평 ● ● ●

 마지막으로 오늘의 진료를 한 줄 평으로 표현하신다면?

 세상에 공짜는 없다! 먹는 즐거움을 누렸다면 움직여라!

세상에 공짜는 없다!
먹는 즐거움을 누렸다면 움직여라!
- 단호무새 Dr. 일병 -

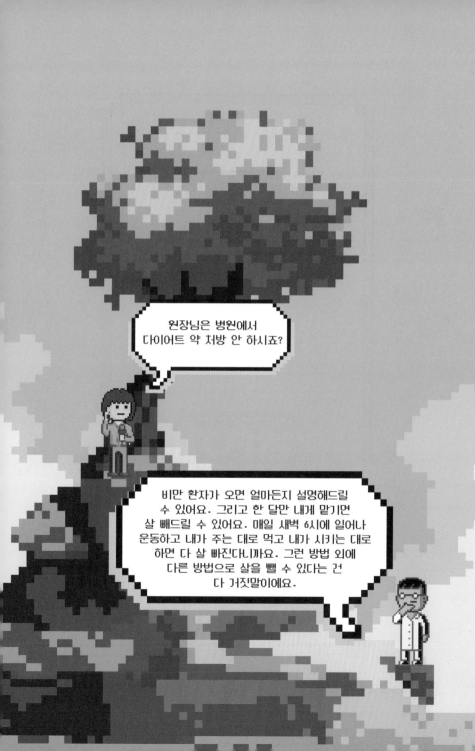

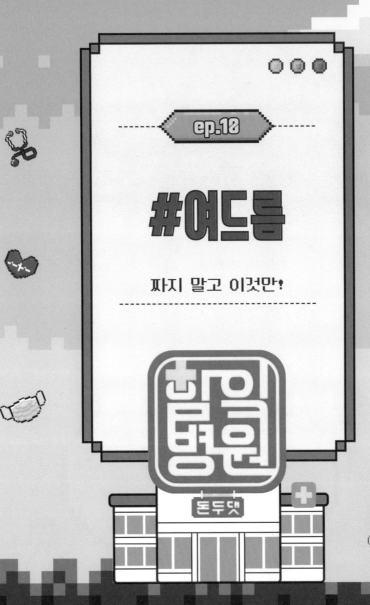

ep.10

#여드름

짜지 말고 이것만!

돈두댓

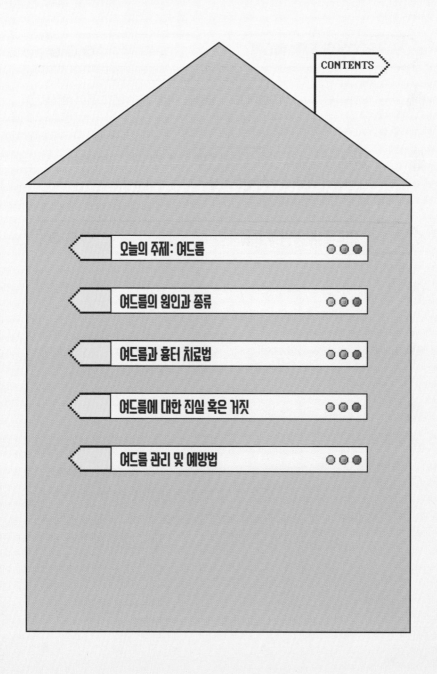

날이 더워지니까 여드름이 또…. 원장님, 여름이 되니 여드름이 올라오는 것 같아요.

정확하게 맞아요. 기온이 올라가면 피지 분비량이 늘어나요. 그래서 여름이 되면 피부과 전문의들이 되게 좋아하지요.

여드름의 원인과 종류

아, 여드름 환자들이 많아져서? 여드름, 안 생기다가도 갑자기 막 생기거든요. 이거 왜 생기는 건가요?

이렇게 생각하면 제일 편해요. 길이 좁은데 차가 많이 나오면 어떻게 돼요?

아, 몰리죠. 병목 현상이 생기죠.

네. 그게 여드름이에요. 모공은 좁은데 기름이 많이 나와요. 그러면 기름이 어떻게 돼요? 못 빠져나가죠. 그래서 몰려서 기름이 뭉쳐요. 그게 염증이 없는 흰 여드름. 백색 면포라고 그러죠. 가운데 구멍이 뻥뻥 뚫린 게 흑색 면포. 근데 손도 좀 대고 기름이 계속 많이 나오고 모공을 통해 균이 들어가고 그러면 염증이 생기죠. 그게 농포. 곪는 여드름. 그게 심해지면 낭종성 여드름. 절종이라고 아주 크게 밑으로 곪는 거죠. 목 뒷덜미에 잘 생겨요.

그러면 수술하나요?

일단 약 먹어야죠.

약부터 먹고…?

발라야 돼요. 여드름은 내과 병이에요. 그래서 반드시 약 먹어야 돼요. 그다음에 코에 있는 거. 구멍이 열려서 기름이 잔뜩 끼어 있는 거.

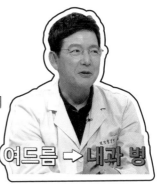

여드름 ➡ 내과 병

코에 있는 점. 점. 점. 원래 다들 있는 거 아니에요?

있는 사람도 있고 없는 사람도 있죠.

없는 사람도 있어요?

네. 저는 별로 없잖아요.

피부과 의사이시니 특별히 관리하신 거 아닌가요?

전혀. 피지가 많이 나오는 사람과 피지가 안 나오는 사람이 유전적으로 정해져 있어요.

피지가 늘어나는 원인이 있나요?

1번, 조상 탓이에요. 유전적으로 지성 피부인 사람은 사춘기 이전부터 여드름이 시작돼요. 2차 성징이 월경이나 변성기로 나타나지 않고 여드름으로 나타나요. 그다음 2번은 스트레스예요.

왜 그런 거예요?

우리 몸에는 내분비 체계가 있어요. 뇌하수체가 있는데, 여기서 부신피질자극호르몬(Adrenocorticotropic hormone, ACTH)이 나와요. ACTH를 자극하면 스트로이드 호르몬이 나와요. 우리는 스트레스를 받아도 죽지 않고 버티잖아요? 그게 다 스트레스 호르몬 덕분이에요. 그게 우리 몸을 견디게 하는 거예요.

그런데 그게 피지 분비를?

스트레스 호르몬은 코르티솔이라는 호르몬인데 피지 분비를 늘려요. 그게 무슨 얘기냐면 산부인과 문제, 피부과 문제, 내과 문제가 다 생긴다는 거예요. 월경 불순이 생기니까 여드름이 생기네. 이렇게 이어지는 거예요.

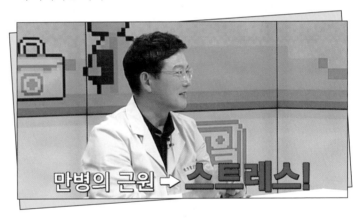

그게 아니라 사실 원인은?

스트레스. 다른 요인은 기온.

햇빛을 받으면 좀?

아니요. 온도. 피부과는 여름을 제일 좋아한다니까요.

이런 얘기를 들어봤어요. 햇빛을 많이 받으면 피부를 보호하기 위해서 피지가 많이 분비된다.

기온이 올라가는 환경에서는 피지가 나쁜 점만 있는 게 아니에요. 원래 피지는 천연 자외선 차단제예요. 지성 피부인 사람들이 보면 나이 들었을 때 덜 늙어 보이잖아요. 천연 자외선 차단제가 늘 나오니까.

그리고 이런 얘기도 들었어요. 이마, 볼, 코, 턱… 부위에 따라서 여드름 나는 원인이 다르다?

아무 연관 없어요.

오, 진짜요? 그러면 등드름이라고 하잖아요. 그것도 같은 건가요?

다 같은 거예요. 인간의 몸에는 피지선이 있는데, 이 피지선이 분포하는 자리에 따라 나는 거예요.

건성 피부인지 중성 피부인지 지성 피부인지 판단할 수 있는 기준이 있나요?

딱 기준 하나만 잡으면 돼요. 여드름이 일찍 나고 오래 나고 많이 난다. 지성 피부예요. 두 번째, 모공이 넓어요. 세 번째부터는 일반인들의 경우 헷갈리기 시작하지요. 얼굴에 각질이 생기면 지성이에요, 건성이에요?

건성.

이때부터 꼬이기 시작하는 거예요. 답은 지성이에요.

왜요?

각질은 피부병이 생기면 나타나는 거잖아요.

피부병?

피부에 습진이나 피부염이 생기면 각질이 나타나요. 얼굴에 피지가 많아서 피부염이 생기면 그게 바로 지루성 피부염이에요. 기름 지(脂), 눈물 루(漏). 기름이 눈물처럼 많이 나와서 생기는 피부염이지요. 피지가 많아서 지루성 피부염이 생겼는데 그 결과는?

각질이 생긴다? 이거 완전히 반대로 생각하고 있었네요.

그래서 많은 화장품 회사에서 온갖 소리를 하면서 이것저것 화장품을 파는 거예요. 피부가 당기는 이유도 똑같아요. 우리 피부는 가죽이에요, 가죽. 가죽의 속성은 기름이 풍부하면 유연하고 늘어나요. 기름이 없어지면 쪼그라들어요. 건성 피부는 그래서 안 당겨

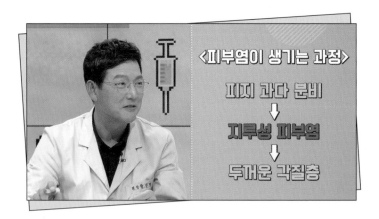

요. 지성은 피부가 왜 당기냐? 기름이 많이 나왔으니까 피부가 많이 늘어지고….

늘어났다가?

비누질해서 기름을 쫙 빼면 마르면서 쫙 우그러들죠. 그래서 많이 당긴다고 느끼는 거예요. 그래서 당기면 뭐예요, 얼굴이?

지성이다! 너무 신기하네요.

사람들이 거꾸로 알고 있는데, 제일 문제가 뭐냐면 잘못 알고 있으면 고치면 되는데 고집을 부려요. 피부가 당기면서 여드름 나오니 자기 피부가 악건성이라고 해요. 이런 분들에게 지성이어서 여드름 나고 당기는 거라고 설명하다 보면 하루가 다 가요.

지성 피부의 특징

❶ 모공이 넓다.   ❷ 여드름이 잘 생긴다.

❸ 각질이 잘 생긴다.   ❹ 세안 후 얼굴이 당긴다.

여드름과 흉터 치료법

여드름이 안 나게 하려면 일단 피지가 없어야 하는데, 피지 분비를 줄일 수는 없으니….

줄일 수 있어요.

먹는 약으로? 약을 먹으면 확실히 피지 분비를 줄일 수 있다?

확 줄어요. 확실히 100% 줄어요. 그런 약이 있으니까 내가 이렇게 큰소리치면서 이야기하는 거예요. 오리지널 약은 아큐탄이에요.

팥알같이 생긴?

네. 그 약이에요. 원래 성분명은 이소트레티노인(isotretinoin)이에요. 굉장히 강한 지용성 약이라서 기름하고 섞여서 젤 같은 느낌이 나요. 이 약은 1980년 우리나라에 들어왔어요. 표준 처방 용량은 하루에 3~6알이었어요.

오, 그렇게 많이?

단기간에 여드름을 없애려고 임상시험을 하다 보니 많이 처방하게 된 거죠. 그때 썼던 표준 처방이 여드름균을 죽이는 항생제예요. 미노신하고 바이브라마이신을 썼어요. 두 가지 항생제를 썼는데도 피지가 계속 나오니까 줄이는 약은 없을까 하고 찾아봤어요. 교과서에서 본 기억이 나서 찾아보니까 세브란스병원에 들어와 있는 약이더라고요. 그래서 왜 안 쓰냐고 선배한테 물어봤어요. 그랬더니 그거 먹으면 입술이 마르고 눈이 말라서 사회생활을 못 한다고 하는 거예요.

전체적으로 피지 분비를 억제하니까?

완전히 억제하거든요. 그래서 생각해봤어요. 저걸 한 알만 먹으면 어떨까? 그래서 교수님한테 한 알만 처방하면 어떨까요, 물었더니 '어 괜찮은 생각이야. 의료법상 위반될 거 하나도 없지' 그러시는 거예요.

우리나라에서 그 약을 그렇게 해서?

쓴 사람이 저예요.

진짜요? 대단하세요. 우리나라 여드름 치료의 선구자 아닌가요?

이거 논문을 쓸 일은 아니니까.

주사 요법이나 스케일링도 있다고 하는데, 일단 주사 요법은 뭐죠?

여드름 치료에 표준적으로 쓰이는 방법은 아니에요. 여드름 중 크게 곪는 거 있죠. 거기 스테로이드 주사를 놓으면 염증이 확 가라앉아요. 그런데 맞고 별일이 없으면 괜찮은데, 이게 피하지방을 녹여버리기 때문에 주사를 잘못 맞으면 편편해졌다가 파이기도 해요. 그래도 지방이 녹은 거니 여섯 달쯤 지나면 다 돌아와요.

스케일링은요?.

스케일링은 정상적인 여드름 치료법 중 하나예요. 모공을 좁히는 가장 큰 요인은 구멍 주위의 각질이 두꺼워져서 그래요. 피지가 많이 나오면 균들이 많이 살겠죠. 여드름균의 주식이 피지예요. 여드름균이 열심히 먹고 나면 배설물을 배출할 거 아니에요. 그 배설물이 각질을 두껍게 만들어요.

아, 그렇구나.

유리지방산이 많아져서 각질이 두꺼워지니 구멍이 어떻게 되겠어요?

좁아지죠.

막혀요. 그나마 구멍이라도 좀 넓혀놓으면 나을 테니, 스케일링을 해서 각질을 제거하는 거지요. 근데 스케일링은 비용이 부담되거든요. 10만~20만 원 정도 해요. 돈이 없으면 돈 없는 형편에 맞는 치료법을 쓰면 됩니다. 난 돈이 없다? 그러면 약만 계속 먹어도 괜찮아요.

여드름약을 끊으면 여드름이 계속 다시 난다는데?

그건 당연한 얘기죠.

그럼 약을 계속 먹어야 돼요?

그럼요. 적당하게.

용량을 적당하게?

알약 개수를 정확하게. 1년에 100개 정도 먹어서는 혈액학적인 변화가 별로 없어요.

1년에 100개… 하루로 따지면….

그 100개를 언제 주로 먹겠어요? 피지가 많이 나오는 계절이 있죠. 여름부터 가을에 찬바람이 불 때까지.

여드름 레이저 치료, 어떤 건가요? 피지를 줄여주는 효과가 있나요?

여러 가지 종류의 레이저가 있는데, 피지를 줄여주는 레이저가 있고 PDT(photodynamic therapy) 요법이 있어요. 또 파인 흉터 있잖아요. 거기에 쓰이는 레이저는 종류가 수십 가지예요. 그런데 이런 치료법의 유효성을 주장하는 분들이 내세우는 효과는 먹는 약의 10분의 1도 안 돼요.

그런데 레이저는 왜 하는 거예요?

레이저를 하면 돈이 많이 쌓이니까.

완전히 파인 상처도 회복되나요?

원상회복은 불가능해요. 최대한 좋아져야 50% 회복이에요.

그런데 왜 하는 거예요?

약을 못 먹는 사람한테는 해야죠. 모든 사람이 약을 먹을 수는 없잖아요.

여드름에 대한 진실 혹은 거짓

여드름에 대해서도 굉장히 많은 찌라시가 있습니다. 그래서 또 한번 모아봤습니다. 여드름은 생기면 일단 짜는 게 좋다, O, X?

X.

잘 짜면 괜찮지 않나요?

잘 짜는 방법은 없어요.

피부과에 가면 짜잖아요?

약을 먹거나 발랐는데 안 없어지는 것만 짜죠.

커피나 담배 술. 여드름과 상관 있나요?

전혀 상관없습니다.

담배는 솔직히 여드름하고 연관 있다는 사람이 많은데….

담배를 많이 피우면 폐가 나빠지고요. 술을 많이 마시면 간이 나빠지고요. 일찍 죽어요.

운동을 자주 하면 땀과 함께 노폐물이 빠져서 여드름 예방에 도움이 된다, O, X?

잘못된 얘기예요. 땀을 많이 흘리는 거하고 피지가 나오는 거는 아무 연관 관계가 없어요.

노폐물이 배출되면서 피지도 좀 배출되는 거 아니에요?

아니요. 땀샘하고 피지샘은 완전히 구분돼 있어요. 위치가 전혀 달라요.

피부가 좋아지는 데는 도움이 되죠?

아니요. 건강해지지요.

여드름을 예방하려면 자주 세안하는 게 좋다, O, X?

아무 연관 없다. 안 씻어서 여드름이 날 정도면 그 사람은 정말 더러운 사람이에요.

좀 씻어내는 게 좋은 거 아니에요?

나쁘다는 게 아니에요. 씻지 말라는 얘기가 아니라 그걸로 여드름을 고치겠다고 덤비니까 내가 말리는 거예요.

성형수술을 계획하고 있다면 여드름약을 먹으면 안 된다?

네. 여드름약은 두 종류가 있다고 그랬잖아요. 피지 억제제와 항생제가 있지요. 항생제는 여드름균 같은 혐기성 세균을 잡는 약인데, 수술 중에 생기는 세균들은 다 산소를 좋아하는 호기성 세균들이에요. 그러면 이걸 잡는 약을 먹어야 하거든요. 성형수술 부작용이 생기면 안 되잖아요. 그런데 이 두 가지 약이 한꺼번에 배 속에 들어가면 충돌해서 약 효과가 없어져요. 이것도 안 듣고 저것도 안 듣는 거지요. 그래서 성형수술을 받고 회복되기까지 여드름에는 어떻게 대처해요? 바르는 약으로.

여드름 관리 및 예방법

요즘은 나이에 상관없이 여드름이 나더라고요. 그렇다고 여드름이 날 때마다 매번 피부과에 갈 수는 없잖아요. 어떻게 하면 돈 안 들이고 관리할 수 있을까요? 피지 관리 방법 좀 알려주세요?

제일 싸게 하는 건 약 먹고 약 바르는 거.

그거 말고 관리법은?

관리법, 없어요.

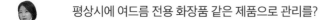 평상시에 여드름 전용 화장품 같은 제품으로 관리를?

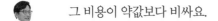 그 비용이 약값보다 비싸요.

효과는 있나요?

도움이 됩니다. 흔히 '아하' '바하'라고 하는 알파 하이드록시 애시드(Alpha Hydroxy Acid, AHA), 베타 하이드록시 애시드(Beta Hydroxy Acid, BHA)는 필링 효과가 있어요. 여드름이 조금 나는 사람들에게는 도움이 되지만 여기 투자할 만한 가치는 없다고…. 약값이 그보다 싸요.

오늘의 진료평

마지막으로 오늘의 진료를 한 줄 평으로 표현하신다면?

여드름! 의사의 도움으로 약 먹고 약 바르면 100% 완치된다.

> 여드름!
> 약 먹고 약 바르면 100% 완치된다.
> - 여드름계 권위자 Dr. 익병 -

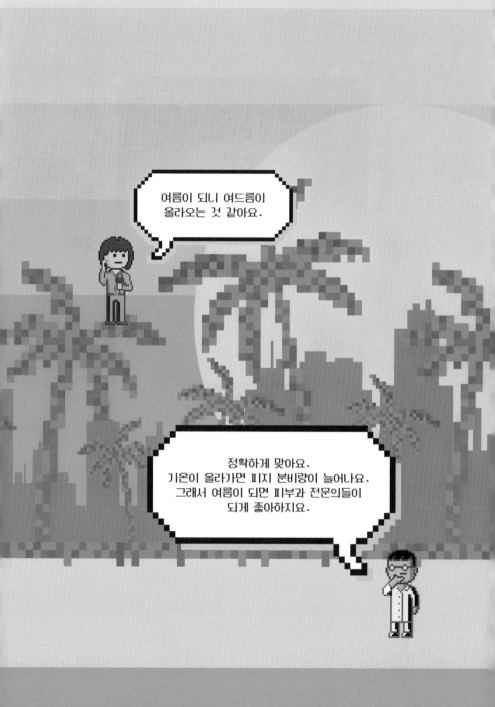

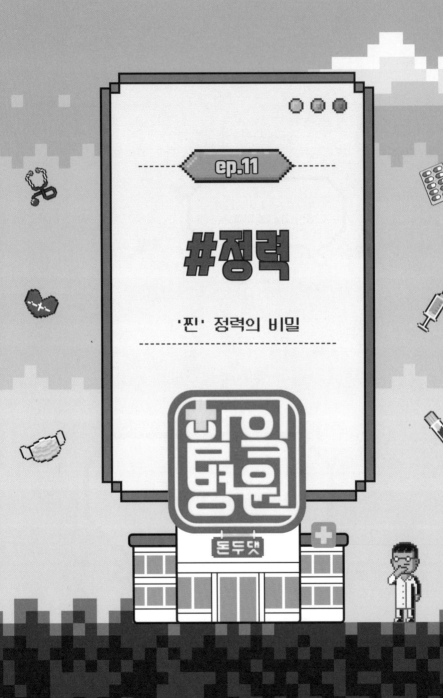

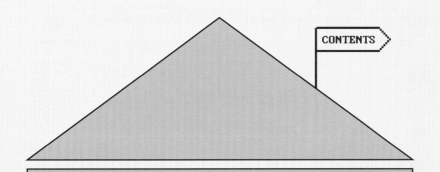

CONTENTS

오늘의 주제: 정력

원장님, 진짜 큰일 났어요. 친구가 요즘 남편하고 부부관계가 좀 뜸해졌는데, 이러다가 영영 정말 죽는 거 아닌가….

남편 나이가 어떻게?

40대입니다.

40대에 그렇다면 좀 곤란하죠.

40대 남성들은 다들 발기부전 때문에 조금 걱정하는 것 같아요. 그래서 정력에 대해 이야기를 나눠볼까 합니다. 정력은 사전적으로 '심신의 활동력'을 포괄하는 의미로 쓰이지만, 이보다 깊이 들어가서 '남자의 성적 능력'을 뜻하는 의미의 '정력'을 이야기해볼게요.

정력이란 무엇인가?

정확하게 정력이 세다는 건 어떤 기준으로 정하는 건가요?

보통 세 가지가 충족되어야 합니다. 첫 번째는 체력이지요. 성관계 횟수나 성관계 시간을 말합니다. 두 번째는 정액. 건강하고, 여러 번 사정 가능한지 살펴봅니다. 마지막으로 세 번째는 음경. 발기부전이나 조루가 아닌 건강한 상태인지 봐야 합니다. 이 세 가지 중 무언가 크게 평균 이하로 떨어지면 정력이 약하다고 봅니다.

남자들은 정력에 목숨 걸잖아요.

아니요.

그래요? 되게 중요하게 생각하지 않아요?

여자분들은 그러면 50대 초중반에 폐경되면 삶이 달라지나요?

우울하다, 뭐 이런 분들은 좀….

완경하고 나면 개운하다는 분들도 많아요. 편안하다고 생각하는 것이지요. 정력에 대해 그렇게 생각하는 건 남자들이 환상을 갖기 때문이에요.

근데 다들 그렇게 특별하고 싶나 봐요. 그럼 정력이 세다. 이런 기준은 어떻게 봐야 되는지?

그건 기준이 없어요. 속된 기준으로 자주 하고 많이 하고 오래 하면 정력이 센 거지요. 이를 의학적으로 얘기하면 음경이 단단하고 굵으며 발기력이 지속되는 시간이 길면 정력적이라고 그러죠.

아, 정력을 판단하는 데 정액도 포함되나요?

했는데 그냥 빈 물총이야, 누구 말대로. 그런데 나이 들면 키가 줄 듯이 그것도 다 줄어들어요. 그런데 남자들이 발기력 이야기를 하면서 자기가 20대였을 때만 떠올리지요.

그러니까 떨어진다?

당연히 떨어지지요. 그러면 20대 때 달리기하던 것만큼 달릴 수 있어요? 그런데 그 과정을 인정 안 해요. 본인이 늙어서 안 되는 일을 왜 자꾸 애를 쓰냐고. 오래 사는 게 당연해졌는데, 옛날이 그리운 거지.

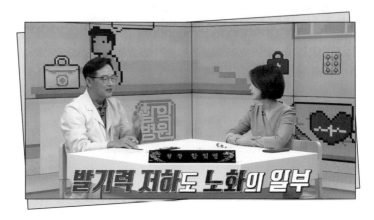

발기력 저하도 노화의 일부

🙍 뭔가 이상이 있다. 이런 건 어떤 거를 봐야 할까요?

🙎 안 좋은 냄새가 난다든지, 그다음에 고름이 섞여 나온다든지, 아니
면 피가 섞여 나오든지 그러면 고환암이나 전립선암을 의심해봐
야 돼요.

🙍 참고하시면 좋겠네요.

🙎 자, 일단 기준을 먼저 얘기해줄게요. 그냥 속설인데 거의 맞아요.
발기 각도는 나이 대에 따라 달라요. 물론 개인차는 조금씩 있어
요. 그러나 60대가 되었는데도 20대처럼 되는 사람은 없어요. 60
먹은 남자들이 줄을 쭉 서서 '야, 우리 비슷하지?' 이러진 않잖아
요. 나만 나빠졌다고 생각해, 나만. 자기 거는 자기만 보고 부부만
보는 거예요. 다 이렇구나, 생각하면 쉽잖아. 그런데 남자들은 이
렇게 된 걸 가지고…. 물론 질병이 있으면 이야기가 다르지요. 대
표적인 질병이 당뇨예요. 당뇨가 있으면 혈관의 혈행이 원활하지
않아요. 음경 해면체라고 그래서 발기되면 여기에 피가 잔뜩 고여
있지요. 피가 들어가는 데 말고 나오는 쪽에 괄약근이 있어요. 괄

약근이 꽉 조이면 피는 계속 들어가는데 나오지를 못해요. 그러니까 풍선에 바람 들어가듯 단단해지는 거예요.

나중에 발기가 잘 되지 않는 이유는 괄약근이 허술해졌기 때문이에요?

괄약근이 허술해졌다기보다 피가 잘 못 들어가는 거예요. 앞서 탈모약 이야기를 했잖아요. 신경계통에 이상이 생겨도 발기에 문제가 생길 수 있어요. 그전에 만성 질환을 앓고 있는데 성욕이 생기겠습니까? 내 몸이 아픈데?

당뇨나 혈관성 질환 같은 신체적인 거 말고 정신적인 원인도 많다면서요?

있죠. 쿨리지 이펙트라는 게 있습니다.

쿨리지 이펙트?

미국 대통령 캘빈 쿨리지가 영부인과 같이 농장에 갔어요. 여러 마리의 암탉들을 거느린 수탉을 보고 영부인이 농장 주인에게 물었어요. "저 수탉은 하루에 몇 번이나 교미하나요?" 그러자 주인은 셀 수 없이 많이 한다고 했지요. 영부인은 그 말을 남편에게 전해 달라고 했어요. 농장 주인의 말을 들은 대통령은 "저 수탉이 한 마리의 암탉하고만 교미하나?"라고 물었고, 주인은 매번 다른 암탉과 교미를 한다고 답했지요. 대통령은 그 말을 아내에게 꼭 전해달라고 했대요. 발기부전은 정신적인 거예요. 정말 이 사람이 발기부전이 있는지 기질적인 병이 있는지 알아보려면 파트너를 바꿔봐야 돼요.

실제로 그런 방법으로 확인해볼 수는 없잖아요. 그럼 어떻게?

음경 자극 실험이나 전기적으로 자극을 주고 되나 안 되나 확인하는 테스트가 있어요. 실제로 부인에게 압박감을 느끼는 사람은 부인이랑은 절대 안 돼요. 만족시키지 못했어. "아, 이게 뭐야" 이런 말 한마디면 남자는 확 가버리는 거예요. 트라우마가 대단한 게 아니에요. 남자들은 그런 문제에 되게 민감해요. 성적인 문제는 너무 미묘해요.

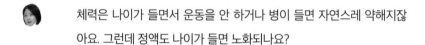

정력은 왜 약해지는가?

체력은 나이가 들면서 운동을 안 하거나 병이 들면 자연스레 약해지잖아요. 그런데 정액도 나이가 들면 노화되나요?

나이가 들면 조금씩 줄어들지요.

건강한 정액의 상태

❶ 색 : 옅은 노란빛인 유백색. ❷ 냄새 : 약간 비릿한 밤꽃 냄새.
❸ 점도 : 젤리처럼 뭉침이 있음. ❹ 양 : 2~5cc.

음경에 문제가 있으면 발기부전이 오나요?

발기부전은 성적 자극이 와도 음경이 발기하지 못하는 거예요. 혈관이 좁아져 혈액이 음경을 채우지 못하는 신체적 원인, 트라우마 같은 정신적 원인, 담배, 약제의 부작용 같은 다양한 요인으로 그런 모습이 나타납니다.

그러면 이제 중요한 얘기 넘어가겠습니다. 많은 분들이 너무 궁금해하는 부분이에요. 일단, 조루는 왜 생기나요?

오랫동안 하면서 사정 안 하는 걸 지루라고 해요. 비뇨기과 의사들이 하는 얘기가 있어요. 조루는 병이 아닌데 지루는 치료해야 할 병이라고. 성관계 시간에 대해서는 별의별 얘기가 있어요. 정확한 통계를 내기가 너무 어렵지요.

조루는 병이 아니지만 지루는 병이다!

기준이 없다?

기준이 없어요. 조루가 있는 사람들에게 제일 중요한 건, 일단 파트너랑 얘기해야 해요. 30초 했는데도 부인이 만족한다. 그러면 제대로 한 거지요.

30초. 이거는 빼박이지 않나요, 진짜?

삽입도 못 하고 문전 방사하는 경우도 있어요. 그건 정말로 문제가 되죠. 원인이 여러 가지가 있는데, 심리적인 요인이 제일 많아요. 동물의 세계와 비교하면 초식동물은 시간이 되게 짧아요. 잡아 먹히는 입장이기 때문에 거기에 몰입하고 있다가는 죽기 쉽거든요. 그에 비하면 육식동물들은 좀 길어요. 누구도 건드리는 놈이 없잖아요.

심리적인 요인이 크다는 말씀?

제일 커요.

치료하는 경우도 있잖아요?

해야죠. 귀두 부위 신경을 일부 절제해요. 감각을 떨어뜨리는 거예요.

그러면 만족도가 좀 떨어지지 않나요?

문전 방사하던 분이라면, 그렇게라도 해서 좀 오래 할 수 있으면 만족도가 생겨요. 감각이 둔해지니까 오래 할 수 있는 거죠.

정력에 대한 진실 혹은 거짓

정력에 대한 여러 가지 찌라시가 있어요. 찌라시 타임 한번 가겠습니다. 음식에 관한 게 유독 많아요. 콜라나 초콜릿은 정력을 약화시킨다, O, X?

X. 당을 많이 먹는다고 정력이 떨어지는 건 아니에요. 다만, 오랫동안 당을 많이 먹으면 당뇨가 생길 수 있고 비만이 될 수 있는데, 이렇게 똥배가 나오면 제대로 섹스가 되겠어요.

고사리, 숙주… 민트초코를 먹으면 정력이 약해진다는 설이 또….

민트초코를 한 주먹씩 매일 먹으면 그런 일이 생기겠죠. 그런 성분이 있는 것은 맞으나 그게 그런 효과를 발휘할 정도가 되려면 엄청난 양을 먹어야 돼요. 아마 먹다 구토할 거예요.

알몸으로 자면 정력이 좋아진다, O, X?

X. 알몸으로 자면 계속 마찰되니까 오히려 자극에 둔해질 수 있어요. 조루가 좀 예방될 수는 있죠. 정자는 35도 전후에 제일 잘 만들

어져요. 아랫도리를 차게 하면 정자가 생성되기에는 좋은데, 음낭은 땀이 많이 나서 온도를 재보면 35도 전후거든요. 항상 알아서. 우리 몸은 그렇게 만들어져 있어요. 그리고 더운물에 들어갔다가 찬물에 들어가면 단단해진다고 얘기하잖아요. 목욕탕에 가면 이렇게 왔다 갔다 하는 분들이 있어요. 단련한다고.

아, 그래요? 트레이닝하는 건가요?

뜨거운 데 갔다가 찬물에 넣으면 쇠가 단단해져서 강철 검이 되는 것처럼 단련된다고 생각하는 거지요. 그런데 이거는 단백질이야. 추운 데 갔다 더운 데 갔다 하면 감기 들 뿐이에요

소변 줄기와 정력은 비례한다?

어느 정도는 맞아요. 음경 뒤에 전립선이 붙어 있어요. 도넛 모양으로 싸고 있지요. 나이가 들면 전립선이 커져서 양성전립선비대증이 생겨요. 전립선이 밖으로만 커지면 좋은데, 쪼그라들어. 요도가 눌리는 거예요. 소변 줄기가 약해지고 잔뇨감이 느껴지죠. 그래서 소변을 자주 보고, 좀 흘리기도 해요. 청력 떨어지는 것하고 정력 떨어지는 것하고 다 비슷한 연령대에 진행되는 일이에요. 자연스러운 과정인데, 우리가 늙는 법을 못 배운 거지. 당연하게 생각하고 받아들이면 되는데, 계속 '왜 이러지? 왜 그러지?' 그래요. 늙어서 그렇지. 그래서 비아그라를 먹고 그러는 거예요. 그런데 소변 줄기가 굵어져도 정력은 안 돌아와요.

그럼 이건 어때요? 성기의 크기와 정력은 비례한다, O, X?

X. 그건 유전적으로 정해져 있어요. 키하고 똑같습니다. 키 작다고

정력 약한 건 아니에요. 그러니까 키는 큰데 손발이 작은 사람들 있잖아요. 그런 경우라면 꽝 뽑은 거지.

발기부전 치료제, 오래 먹어도 괜찮은 건지?

비뇨기과 전문의하고 반드시 상담하셔야 해요. 사용 횟수까지 정해놓지 않으면 흔히 말하는 복상사가 생길 수도 있습니다.

심장에 무리가 돼서요?

심장 질환이 있거나, 혈관 질환이 있거나, 고혈압이 있는 사람들은 잘못하면 행복하게 갈 수 있어요. 앰뷸런스 뜨는 거예요. 그리고 비아그라 먹어도 안 되는 사람은 안 돼요.

요새 남성분들이 많이 먹는 것 중에 하나입니다. 아르기닌. 아르기닌이 비아그라보다 낫다, O, X?

X.

왜요? 그런데 이거 되게 많이 얘기하거든요. 아르기닌 먹으면 혈액순환에 그렇게 좋다고….

100m 달리기도 해도 혈액순환 좋아지고요. 오랫동안 등산해도 혈액순환이 좋아져요. 그러니까 그걸 먹고 효과를 느꼈다면 그저 자신의 느낌일 뿐이에요. 먹어도 나쁠 게 하나도 없는 물질이긴 해요. 먹어서 좋다면 얼마든지 드셔도 돼요. 그러나 그걸 먹으면 좋아질 거라고 생각해서 비싼 돈을 주고 사 먹는 거에는 찬성하지 않겠다, 그런 얘기예요. 비아그라라든지 이런 것들을 먹었을 때 부작용이 생기면 훅하고 간단 말이에요.

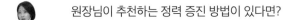

원장님이 추천하는 정력 증진 방법이 있다면?

규칙적으로 살아야죠. 식사 제때 하고, 그다음에 하루에 한 시간씩
운동을 하세요. 내 몸이 건강하면 정력도 좋아질 거예요.

오늘의 진료평

마지막으로 오늘의 진료를 한 줄 평으로 표현하신다면?

남자도 폐경이 있다! 고민은 전문의와 상담하세요.

> 남자도 폐경이 있다!
> 고민은 전문가와 상담하세요.
>
> — 절제무쌔 Dr. 읙병 —

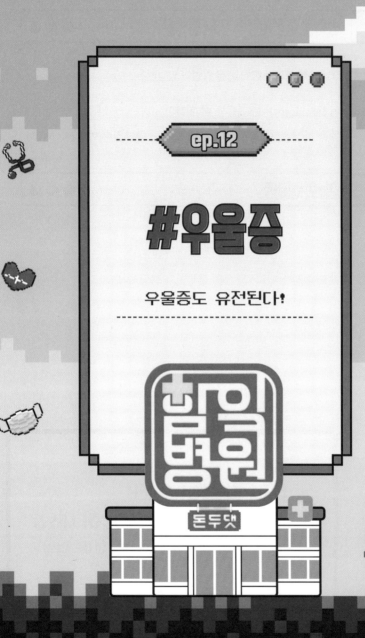

ep.12

#우울증

우울증도 유전된다!

돈두댓

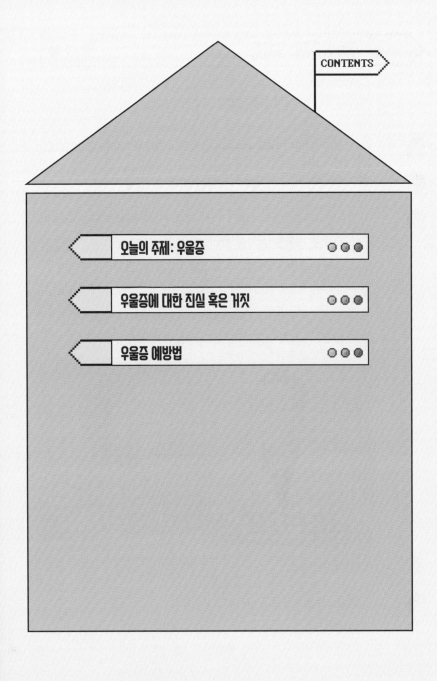

CONTENTS

오늘의 주제: 우울증

① 한국의 자살률, 이대로는 위험하다!

우리나라 자살률이 높다는 얘기는 들었어요. OECD 가입국 중 1위래요.

최근 17년 동안 우리나라 자살률이 세계 1위였을 거예요.

이 정도인지는 몰랐는데 다른 나라랑 비교가 많이 되네요. 일본은 10만 명당 14.7명, 미국은 14.5명, 캐나다는 11명, 우리나라는 거의 2배 정도예요. 하루에 한 38명쯤 자살로 생을 마감하는 셈이에요. 통계청 자료는 더 무섭습니다. 한국 남성의 사망 원인을 보면 간 질환 6위, 당뇨 7위, 교통사고 9위거든요. 근데 자살이 5위래요. 오히려 여성은 8위입니다. 그중에는 우울증 때문에 자살한 사람들이 꽤 많습니다.

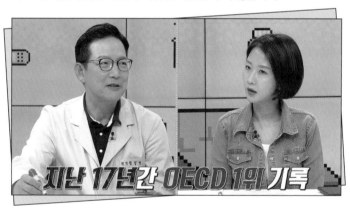

정말 심각하지요.

원장님은 정신과 해보고 싶지 않으셨어요?

정신과 교수님이 너무 미인이라 수업은 정말 열심히 들었는데, 그걸로 먹고살긴 힘들겠다는 생각이 들었어요. 세상 보는 안목이 없었던 거지요.

② 자살의 가장 큰 원인, 우울증?!

그래서 우울증에 대한 이야기를 좀 해보려고 합니다. 우울증이 정확히 뭔가요?

내가 지금 기분이 우울하다고 해서 우울증 환자는 아니에요. 우울증하고 우울감은 하늘과 땅 차이예요. 아주 가까운 가족이 돌아가셨다. 그때 우울감이 드는 건 정상이에요. 우울증이라는 건 뭐냐 하면, 우울할 이유가 별로 없는데 계속 우울감이 드는 거예요.

본인도 이유를 모르는데 계속 우울감이 든다?

정신과에는 DSM(Diagnostic and Statistical Manual of Mental Disorders) 매뉴얼이 있어요. 매년 버전이 바뀝니다. 지금은 5까지 나왔어요. 진단 기준이 여덟 가지 있는데, 그중 다섯 가지 이상이 2주 이상 지속적으로 반복되면 우울증으로 진단해요. 쉽게 말해, 만사 귀찮은 거, 그게 우울증이에요.

그러면 우울증 왜 걸릴까요? 저는 유전적 요인이 크다고 보거든요. 맞습니까?

성격적인 요인이 있죠. 피부 색깔은 유전돼요. 머리카락 색깔도 유전돼요. 성격도 유전되는데, 아버지 어머니가 불같은 사람이면 자식도 그런 성격일 가능성이 크다는 거죠.

유전적인 요인이 있다?

 있기는 하죠. 그것보다 요즘에는 뇌과학이 발달돼 있어요. 뇌과학이라는 게 뭐냐면, 예전에 엑스레이를 찍어서 뼈에 금이 갔다 안 갔다, 이거밖에 몰랐잖아요. 근데 요즘에는 기능적 자기공명영상(Functional magnetic resonance imaging, FMRI)이라고 해서 사진을 찍으면 우리가 어떤 생각을 하면 뇌의 어느 부분에서 색깔이 변하는 게 보여요. 우울증의 생물학적 이해가 가능해진 것이지요. 이외에도 다양한 방법으로 우울증을 파헤치고 있어요. 뇌 화학물질이라는 게 있어요. 세로토닌, 도파민. 많이 들어보셨죠? 이런 물질과 뇌의 기능적인 면, 표현되는 행동, 뭐 이런 것들이 많이 연결돼 있어요. 그래서 생화학적으로 기질적인 문제가 있을 때 약을 먹으면 좋아지는 거예요. 그리고

우울증의 원인

🍃 **다양한 생화학적, 유전적, 환경적 요인이 우울장애를 일으킨다.**

❶ 생화학적 요인
뇌의 신경전달물질은 감정과 연결되어 있어 이상이 생기면 우울증 발생 가능. 호르몬 불균형도 하나의 원인이 될 수 있음.

❷ 유전적 요인
일부 연구에서는 가족력이 있으면 더 잘 발생하는 것으로 보고됨. 아직 우울증을 발생시키는 유전자는 찾지 못했음.

❸ 환경적 요인
자신을 둘러싼 환경에 적응하거나 대처하기 어려운 상황일 경우. 인간관계, 학업·경제적 문제 등으로 강한 스트레스를 받을 때.

사회적으로 남성들의 자살률이 여성보다 상대적으로 높은 이유는 압박감, 명예심, 자존감 이런 것들이 무너질 때 그냥 온갖 게 다 무너져버리는 것이지요. 사회적 압력이 되는 거예요.

단순히 우울하다고 해서 우울증은 아니잖아요. 내가 우울증인지 아닌지 병원에 가보기 전, 간단하게 자가진단할 수 있는 방법이 있을까요?

간단히 몇 가지 기준을 소개할게요. 하지만 무엇보다 망설이지 말고, 부담 갖지 말고 병원에 방문해보시기를 추천합니다.

'우울증' 자가 진단 기준

❶ 우울감

❷ 피로감 또는 활력 상실

❸ 흥미, 즐거움 감소

❹ 무가치감, 죄책감

❺ 체중 감소 또는 증가

❻ 주의 집중력 장애

❼ 불면 또는 과수면

❽ 자살에 대한 반복적인 생각

❾ 정신성 운동 지체 또는 심한 불안 증상

단순한 우울감과 우울증의 가장 큰 차이는 무엇일까요?

원인이 있냐 없냐 생각해보세요. 본인이 제일 잘 알 거예요. 마누라 몰래 돈을 빼서 주식에 투자하고 코인에 넣어놨는데, 그냥 다 휴지 조각이 됐어요. 그런데 그게 다 은행에서 무담보 대출 받은 거야. 그런데 금리가 올라가. 잠이 오겠어요? 이런 거는 혼자 낑낑대지 말고 부인과 상의하고 가능한 한 빨리 정리해야 돼. 그러면 싹 나아요. 그걸 보고 우울증이라고 그러지는 않아요. 그걸 푹푹 삭여서 돈의 압박을 받아 자살해요. 그러면 우리는 그 사람 보고 우울증 때문에 자살했다고 그래요? 아니에요. 빚에 짓눌려 죽은 거예요.

그건 확실한 원인이 있는 거네요?

있는 거죠. 근데 그런 것들을 정확하게 구별하기 힘들다는 거예요. 아마 대한민국에서 '전 가족이 정신과 환자입니다' 하고 떠들고 다니는 의사는 나밖에 없을 거예요.

원장님은 정신과에 다니세요?

가끔요.

이유는?

속상하면, 의욕이 좀 떨어지는 것 같으면…. 그걸 왜 낑낑대고 고민해요. 주치의한테 가서 상담하면 약을 주는데….

아, 정말요?

내가 노력해서 될 일이 있고 노력해도 안 되는 일이 있어요.

우울증이 단순히 기분을 좌우할 뿐만 아니라, 체중 감소처럼 신체에도 확실하게 영향을 미치나 봐요?

그런 것을 체화(體化), 소마티제이션(somatization)이라고 그래요. 이게 뭐냐면 정신적 현상이 내 몸에 나타나는 거예요. 포유류 동물 중에서 인간만 대뇌피질이 발달돼 있어요. 미래를 걱정하는 능력은 인간에게만 있어요. 미래를 예측하는 능력도 인간에게만 있어요. 이 복잡한 뇌가 내 몸을 괴롭히는 거예요. 뇌는 거칠게 설명하면 1, 2, 3층이 있어요. 파충류의 뇌가 1층이에요. 맛있는 거 보면 훔쳐서라도 먹어. 절제가 전혀 안 되는 거예요. 돈만 보면 그냥 무조건 내 거 만들어. 그게 파충류의 뇌예요. 그 위의 뇌가 강아지들이 갖고 있는 그런 뇌예요. 그런 동물들은 인간하고 눈을 마주쳐요. 나 예쁘니까 밥 주세요. 꼬리 흔들고 교감해요. 그게 2층 뇌예요. 그 위에 딱 눌러 타고 있는 게 대뇌피질이에요. 이게 바로 우리 인간의 복잡하게 사고하고 사유하는 뇌예요. 그런데 너무 걱정이 많으면 정상적인 1층, 2층 뇌까지 못살게 굴어요. 대뇌피질이 3층에서 지시하는데, 1층 2층이 말을 안 들어요. 그럼 이것들끼리도 삐걱대는 거예요.

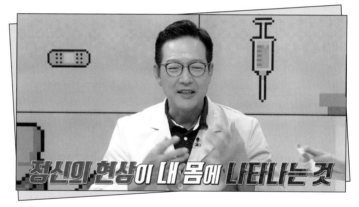

자기들끼리 커뮤니케이션이 안 되는구나.

안 되는 거예요. 1, 2, 3층이. 그러면 우리 머리는 뒤죽박죽돼요. 머릿속만 그러면, 얘만 뒤죽박죽이면 상관없는데, 우리 몸에 영향을 줘서 호르몬 분비에 이상이 생기면서 소화도 안 돼, 월경도 제대로 안 돼, 온갖 증상이 일어나요. 이런 걸 체화 현상이라고 그래요. 인간만이 갖고 있는 독특한 뇌 구조 때문에 우리 몸이 고달픈 거예요. 기분은 증세의 일부이고 의욕 저하, 피로, 소화불량, 두통, 집중력 저하로 학업은 물론 직장 업무도 제대로 수행할 수 없게 돼요. 우울증은 뇌에도 영향을 미치기 때문에 엄연히 의학적 질병이에요. 특히 노인의 경우 소화불량, 통증으로 내과를 방문하는데 특별한 원인이 규명 안 될 때가 있어요. 그중에는 알고 보니 우울증이 원인인 경우도 많지요.

그런데 그 누구도 거기서 자유로울 수 없잖아요?

자유로운 사람들도 있죠.

사실 10대부터 30대까지는 본인들의 의지로 무언가를 이룰 수 없다는 막연함, 이런 게 우울증으로 이어지기도 하거든요.

학업 성적 때문에 부모들이 주는 부담감, 특히 의대나 명문대에 진학하는 거에 되게 많이 압력을 받더라고요.

우울증은 어떻게 치료하는 게 좋을까요?

약물 치료와 더불어 심리 치료가 가장 일반적인 방법이에요. 전문의와 신뢰 관계를 형성해 중도에 포기하지 않고 꾸준히 최소 6개월 이상 치료하는 것이 중요해요.

우울증에 대한 진실 혹은 거짓

많은 분들이 기다리는 시간, 바로 찌라시 타임입니다. 우울증은 특별한 계기 없이 나타날 수도 있다, O, X?

당연하죠. 특별한 계기 없이 생기니까 우울증이에요. 원인을 찾아서 해결하면 돼요. 그런데 대개 우울증이 있는 사람들은 멀쩡해 보여요. 직장에서 일로 만나잖아? 멀쩡해요. 그런데 집에 가면 우울해요. 그런 사람들의 특징이 뭐냐? 워커홀릭이 많아요. 일을 하면 우울하지 않으니까 일로 회피해요. 그러면 어떻게 될까요?

번아웃되죠.

방전돼버려요. 그러면 그때 한번에 우울이 다 와요. 마음이 아프면 그때그때 정신과에 가세요.

근데 우울증에 고통받는 사람들에게 흔히 이런 얘기들을 많이 합니다. 좀 약한 사람들이다.

그거는 맞아요.

맞다고요?

아까 제가 말씀드렸잖아요. 기골이 장대한 사람이 있고 좀 왜소한 사람이 있다고….

정신력이 나약하다. 이런 거랑은 좀 다르지 않나요?

타고난 성향이 강하게 작용해요. 어떤 고난을 겪어도 까짓것 다시 하면 되지 뭐, 이렇게 생각하는 사람들도 있어요. 리스크 테이킹(risk taking)도 잘하지요. 약하다, 강하다 이런 말로 표현하는 순간, 그 말이 우열로 들리죠? 그래서 사람들이 거부감을 갖는 것뿐이지, 뇌의 그릇이 큰 항아리 같은 사람이 있고 간장 종지 같은 사람이 있어요. 이들은 각각 쓰임새가 다를 뿐이에요. 간장 종지 같은 그릇을 가지면 뭐에 쓸 거냐고 생각하는데, 간장 종지로 쓰면 되지요. 크다고 좋은 건 아니에요.

어린이도 우울증에 걸릴 수 있다?

당연히 우울증에 걸리죠, 어린이도. 기질적인 병인데.

어릴 때는 기분이 잘 가라앉지 않잖아요?

애들이 그러는 걸 그냥 무시하는 것일 뿐이에요. 유심히 관찰하면 달라요.

그럼 애들은 주로 어떤 모습으로 나타나나요?

과잉행동증후군으로 나타나는 경우도 있어요. 행동이 정상 범위에서 벗어나는 거예요. 짜증이 많다든지, 과잉 행동을 한다든지, 수업 시간에 집중을 안 한다든지, 폭식을 한다든지… 잠 안 자는

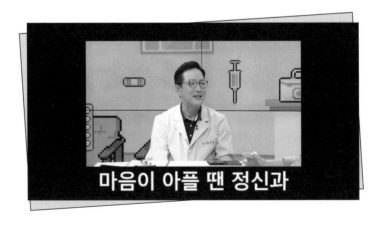

마음이 아플 땐 정신과

애들도 있고, 너무 늘어지게 자는 애들도 있어요. 유심히 보지 않으면 잘 몰라요. 내 아이가 자라면서 보이는, 하는 행동들이 정상 범주에 조금씩 벗어난다고 느껴지면 소아정신과에 가면 돼요. 정신과 가는 걸 두려워하지 마세요.

이런 얘기가 있습니다. 우울증은 초기보다 오히려 호전될 때가 더 위험하다, O, X?

자살에 관한 한 O. 우울증이 아주 심해서 바닥에 떨어지잖아요? 손가락 까딱할 힘도 없어요. 죽고 싶어도, 죽고 싶다는 생각이 있어도 이걸 행동으로 옮기려면 내가 몸을 움직여야 할 거 아니에요. 그러니까 우울증은 회복될 때가 제일 중요해요. 무조건 정신과를 찾아가야 돼요.

우울증은 난치병이다?

저는 아니라고 봐요. 그냥 정신에 감기가 든 거예요. 조금 심한 독감이면 독감 약을 먹고, 가벼운 감기에 걸리면 아스피린 먹고, 이런 정도로 생각하면 별문제 없다고 봅니다.

약물 치료 외에 자기장 치료가 도움이 된다?

아이고, 자료 조사가 대단해요. 결국은 뇌에 전기를 주는 거예요. 이 전 단계가 뭐냐 하면 EST(electric stimulation therapy)라는 게 있어요. 뇌에 직접 전극을 갖다 붙여서 전기 충격을 주는 거예요.

그거 들어봤어요.

일반적인 약물로 안 되면 EST를 해요. 일반인에게 하는 건 아니고요. 그걸 좀 완화시킨 게 자기를 주는 건데, 전기적 자극으로 바뀌어서 좀 순한 전기를 주는 거예요. 요즘에는 마취제를 갖고도 치료해요.

아, 그래요?

케타민이라고 하는 해리성 마취제가 있는데, 코를 통해 호흡으로 확 들여마시면 우울증이 금세 좋아져요. 결론, 고치는 방법은 여러 가지가 있다!

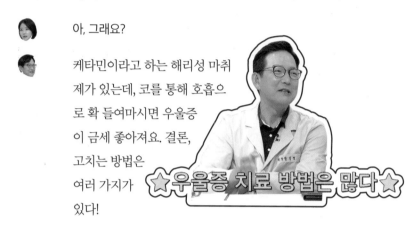

☆우울증 치료 방법은 많다☆

우울증 예방법

원장님이 추천하는 우울증 예방법은?

우울증 예방법이 아니라 우울감 예방법을 말씀드리고 싶어요. 우울한 마음이 자꾸 든다. 그러면 제일 먼저 해야 할 게 뭐냐 하면, 규칙적으로 살아야 돼요. 해 지면 자고 해 뜨면 눈 뜬다. 이게 기본이에요.

규칙적으로 살려고 마음먹었는데 밤에 너무 잠이 안 와요. 그럼 어떡하죠?

아침에 일찍 일어나면 밤에 잠이 잘 와요. 그다음에 나를 위해서 한 시간 정도는 운동하세요.

모든 문제가 지켜야 할 건 다 비슷비슷하네요?

그게 건강하게 사는 법이니까요. 내 머리만 건강할 수 있을 것 같아요, 내 몸이 썩어서 막 망가지고 있는데?

오늘의 진료평

마지막으로 오늘의 진료를 한 줄 평으로 표현하신다면?

마음이 우울하면 정신과를 찾아가자!

마음이 우울하면
정신과를 찾아가자!
- 도르마무 Dr. 일병 -

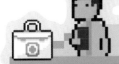

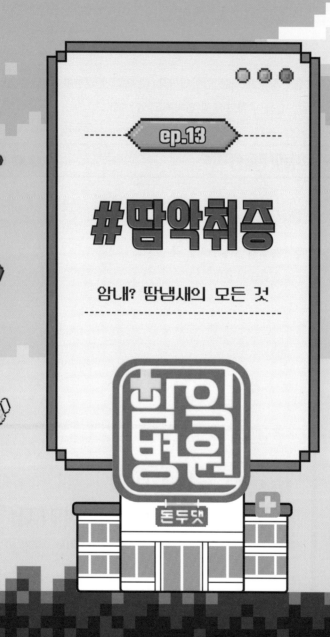

ep.13

#땀악취증

암내? 땀냄새의 모든 것

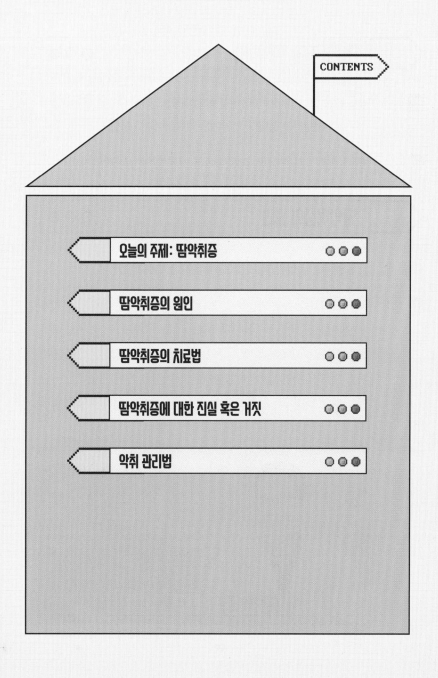

오늘의 주제: 땀악취증

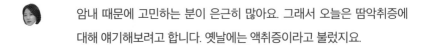 암내 때문에 고민하는 분이 은근히 많아요. 그래서 오늘은 땀악취증에 대해 얘기해보려고 합니다. 옛날에는 액취증이라고 불렀지요.

땀 때문에 생기는 악취 종류가 여러 가지 있어서 바뀌었지요.

땀악취증의 원인

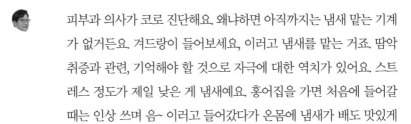 잘 몰랐는데, 땀악취증을 피부과에서 진료한다면서요?

피부과 의사가 코로 진단해요. 왜냐하면 아직까지는 냄새 맡는 기계가 없거든요. 겨드랑이 들어보세요, 이러고 냄새를 맡는 거죠. 땀악취증과 관련, 기억해야 할 것으로 자극에 대한 역치가 있어요. 스트레스 정도가 제일 낮은 게 냄새예요. 홍어집을 가면 처음에 들어갈 때는 인상 쓰며 음~ 이러고 들어갔다가 온몸에 냄새가 배도 맛있게

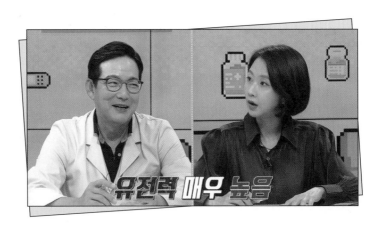

190

먹고 나오잖아요. 그 정도로 역치가 낮아요. 근데 땀악취증의 가장 큰 문제는 가족력이 있다는 거예요.

유전이에요?

유전력이 굉장히 높아요.

그렇구나.

그러니까 가족끼리는 몰라요. 엄마가 딸을 데리고 왔는데, 내가 볼 때는 엄마가 더 심해…. 그래서 같이 치료하라고 권하지요. 땀악취증은 수술적인 치료가 필요하기 때문에 전문가 중에는 성형외과 의사가 많아요.

이게 성형외과 영역으로도 가요?

제법 큰 수술이에요. 간단치 않아요.

사실 이걸 가볍게 여길 일이 아닌 게, 간혹 가다가 이혼 사유로 거론된다고도 하고, 취업에도 제한을 받는다더라고요.

대인 접촉이 많은 데서는 면접관이 금방 알죠.

냄새가 심하게 나지 않는데도 자기가 땀악취증이 아닌가, 이렇게 의심하는 경우도 있어요?

너무 예민한 거죠. 그러니까 제 코로 진단을 해주죠.

너는 아니다. 너는 맞다?

본인이 처음 느낄 때는 당황스럽죠.

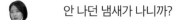안 나던 냄새가 나니까?

대한선, 아포크린한선(Apocrine gland)이라는 데서 땀 냄새가 나요. 대한선은 겨드랑이, 귀나 유륜, 항문 주위에 많아요. 여성들의 외음부에도 많지요. 한마디로 고유의 체취가 나는 곳에 많아요. 거기서 분비되는 땀은 약간 지용성인데, 피부에는 여러 세균이 있잖아요. 그 세균들이 기름을 먹고 분해시켜요. 그때 역한 냄새가 나는 게 우리가 말하는 악취증이에요. 기준이 뭐냐면 서로 대화하는데 냄새가 딱 나. 이건 무조건 수술해야 돼요. 대인 접촉을 못 히잖이요. 서양에 향수가 발달한 이유가 바로 이것 때문이에요. 한국인은 좀 적지요.

서양 사람에게서 많이 나타나다는 게 약간 유전적으로 좀?

가족력이 있다니까요.

다한증

🫧 신경전달의 과민반응에 의해 생리적으로 필요한 것 이상 땀을 과도하게 분비하는 현상.

❶ 국소적 다한증

신체 일부에만 땀이 나는 증상.

예) 손바닥, 발바닥, 팔다리의 접히는 부분, 겨드랑이, 서혜부, 회음부 등.

❷ 전신적 다한증

외부적 요인(매운 음식 먹었을 때, 주위의 높은 온도), 질병(결핵, 당뇨, 울혈성 심장질환, 갑상샘 기능항진증)에 의해 체온이 상승해 땀이 나는 증상.

정해져 있는 거네요?

네.

유전이라고 하셨는데, 평균적으로 얼마나 되나요?

한쪽 부모님이 있으면 나한테 내려올 확률은 50%.

전체 인구의 몇 퍼센트 정도?

누가 모든 사람의 겨드랑이 냄새를 맡아서 통계를…. 일반적으로 학회에 보고된 내용은 10% 미만 정도예요, 한국인의 경우.

왜 그런 걸까요?

인종에 따른 게 크죠. 유전되니까. 냄새 나는 사람이 자식을 많이 낳으면 냄새 나는 사람 수가 늘어나는 거죠.

땀악취증의 치료법

우리 몸에서 나는 악취들은 대부분 땀 때문에 발생하는 거니까 땀을 안 나게 하면 될까요? 다한증을 치료해도 냄새가 나는 경우가 있다는데?

그래서 정확하게 무엇 때문에 냄새가 나는지 체크해야죠.

그럼 땀악취증은 어떻게 치료하나요? 수술?

수술이 제일 좋아요.

수술밖에 없어요?

수술 방법이 여러 가지가 있죠. 아포크린한선은 주로 피하지방층에 있어요. 털이 있는 데 붙어 있지요. 그걸 다 긁어내는 거예요. 그런데 대개 지방층에 있으니까 지방층을 다 긁어내는 셈이죠.

아까 말씀하신 것처럼 작은 수술이 아니라서 하고 나면 회복할 때도 좀 힘들 것 같아요.

피하지방을 완전히 들어내는 건 아니에요. 데드 스페이스라고 그러죠. 그 공간을 꽉 압착시켜서 붙여야 할 거 아니에요. 야구공 크기만 한 솜뭉치를 넣어서 딱 붙여요. 일주일이면 붙지요.

그럼 잘 때는 붕대로 감아요?

팔을 휘젓지 말라고 그러지요. 한 일주일 정도는 과격한 운동을 하면 안 돼요.

수술까지 안 하고 해결할 수 있는 방법은?

수술한 것만큼 깔끔하지 않지만, 고바야시 절연침 같은 걸 이용할 수 있어요.

땀악취증 치료법

🌡 **증세의 강도에 따라 치료법이 다르다.**
❶ 땀을 자주 제거해주고 겨드랑이 털을 제모하는 등 세균의 발육을 저지한다.
❷ 증상에 맞는 약을 먹거나 바른다. (땀 분비 억제제 등)
❸ 주사 시술하거나 외과적 수술 치료를 받는다.

절연침이요?

피부에는 손상을 주지 않고 피하지방층에만 전기가 통해요. 전기를 확 쏘면, 아포크린한선 부위가 확 하고 터지죠. 근데 세포들이 다 안 죽어요. 일부는 죽고 일부는 또 살아서 재생되고 또 재생되고 그래요. 고통도 생각보다 적어요. 겨드랑이 털 구멍 수만큼 찔러야 되니까.

그걸 일일이 다해요?

냄새 나는 건데 다 잡아야지….

초음파도 있어요?

내시경을 해서 초음파 치료를 하기도 해요. 절개해서 안으로 튜브를 집어넣고 초음파를 이용해 지방을 분해하고 긁어내는 거예요.

겨드랑이 말고 유두나 항문도?

거긴 수술 못 해요. 할 수 있다면 절연침 정도밖에 못 해요. 만약에 그 부위를 수술한다면 여성들의 경우 성생활에 문제가 생기겠지요.

비용은 어느 정도 되나요? 많이 비싼가요?

100만~200만 원 정도. 내시경의 경우 200만 원 넘게 들 거예요.

싸지 않구나.

그래도 치료 목적으로 필요한 거니까.

많은 분들이 기다리는 찌라시 타임입니다. 젖어 있는 귀지가 있으면 암내가 난다, O, X?

거의 O. 귀지를 파보면 샤워 후 물 묻어서 나오는 귀지 말고 일반적으로 마른 상태에선 가루가 되고 잘 부스러지지요. 젖은 귀지라고 표현하기보다는 약간 기름진 귀지라고 하는 게 적합합니다.

아포크린한선이 귀 안에도 있어서?

아포크린한선이 귓속에 있을 정도면, 겨드랑이나 이런 데는 더 많겠죠.

땀악취증 환자는 여름에 가장 많이 발생한다, O, X?

발 냄새는 여름이 맞아요. 겨드랑이 악취증은 땀이 많이 나오잖아요. 그러면 오히려 희석돼요.

그러면 여름보다 겨울에 더 많아요?

겨울에는 땀이 안 나고 농축된 아포크린한선 땀만 나오잖아요. 보통 우리가 흘리는 땀은 소한선, 에크린한선 땀이에요. 그거하고 아포크린한선에서 나오는 지용성 땀이 섞여 나오니까 냄새가 생겨도 냄새 농도는 좀 떨어지지요.

땀악취증은 여성 환자보다 남성 환자가 많다, O, X?

겨드랑이 악취증은 여성들이 훨씬 더 많아요.

왜 그런 거죠?

본인이 느낀다는 건 그만큼 예민하다는 것이지요. 남성들은 좀 둔하잖아요. 여성들은 민감하지.

정말 여성이 땀악취증이 많은 게 아니라 민감해서? 여성은 생리 직전에 아포크린한선이 왕성해져서 더 심하게 냄새가 날 수 있다고 하는데, 맞아요?

그걸 느끼는 거예요. 생리 직전에 나오는 프로게스테론 호르몬은 남성 호르몬과 기능이 비슷해요. 악취증을 일으키는 아포크린한선의 분비량이 순간 늘어나죠. 월경 직전에.

땀악취증, 데오도런트로 어느 정도 잡을 수 있다, O, X?

그 정도는 기본적으로 악취증이라고 얘기할 수 없죠.

이것 때문에 냄새가 더 심해지는 사람도 있어요?

그런 경우는 거의 없어요.

노화랑 같이 나타나는 일명 노인 냄새, 이거는 땀악취증과 다르다, O, X?

일부 비슷한 건 있어요.

일부?

일단 기본적으로 젊은 사람들은 맨 밑 기저 세포층에서 맨 위 각질이 만들어지는 데 걸리는 시간이 한 달이에요. 하루에 한 층씩 딱딱 떨어져 나가요. 그래서 항상 피부가 매끄럽고 탄력 있고 건강하지요.

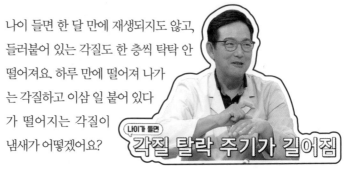

나이 들면 한 달 만에 재생되지도 않고, 들러붙어 있는 각질도 한 층씩 탁탁 안 떨어져요. 하루 만에 떨어져 나가는 각질하고 이삼 일 붙어 있다가 떨어지는 각질이 냄새가 어떻겠어요?

나이가 들면 각질 탈락 주기가 길어짐

묵혀 있던 게 더 안 좋겠지요.

발 냄새하고 원인이 똑같아요.

그런데 발 냄새는 아니잖아요. 노인 냄새 뭐 이렇게?

그게 심하면 발 냄새랑 비슷해요.

오, 그래요?

예. 그리고 또 하나. 피지가 분비될 때 만들어지는 노넨알데하이드라는 물질 자체가 노인이 되면 늘어난다는 가설이 있어요. 노인들의 기본 속성이 뭐냐면, 게을러져요. 그러다 보니 씻는 것도 좀 덜 씻어요. 그래서 결론은, 자주 씻자.

갑자기 몸에서 이상한 냄새가 나면 질병의 신호일 수 있다?

맞아요. 다양한 냄새가 나는데 달착지근한 신 냄새가 나면 당뇨를 의심해야 해요. 구취가 많이 나면 내부 장기를 무조건 의심해봐야 돼요. 몸에서 냄새가 날 정도가 되어서 진단하면 이건 조기 진단이 아니에요.

아, 너무 늦었다?

상당히 늦었죠. 씻고 난 다음에 깨끗한 상태에서 아까 얘기한 독특한 냄새가 나면 여러 가지 질환들을 의심해봐야 돼요.

악취 관리법

원장님이 추천하는 악취 관리법이 있다면요?

말하기 어렵더라도 가까운 친구가 어떻게 해서든 빨리 얘기해줘야 해요. 그래야 이 친구가 사회적으로 손해를 훨씬 덜 봐요.

간단하진 않지만 한 번의 수술로 해결할 수 있는 문제니까 고민 많이 안 하셨으면 좋겠다는 생각도 드네요.

혼자서 낑낑거리고 숨어 있으면서 손해만 보는 거예요.

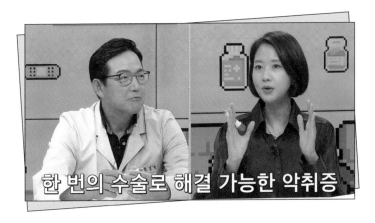

한 번의 수술로 해결 가능한 악취증

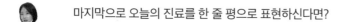

마지막으로 오늘의 진료를 한 줄 평으로 표현하신다면?

땀악취증이 고민이라면 수술과 시술 둘 중 하나를 선택해라!

땀악취증,
    수술과 시술 둘 중 하나를 선택해라!

– 판관 Dr. 익병 –

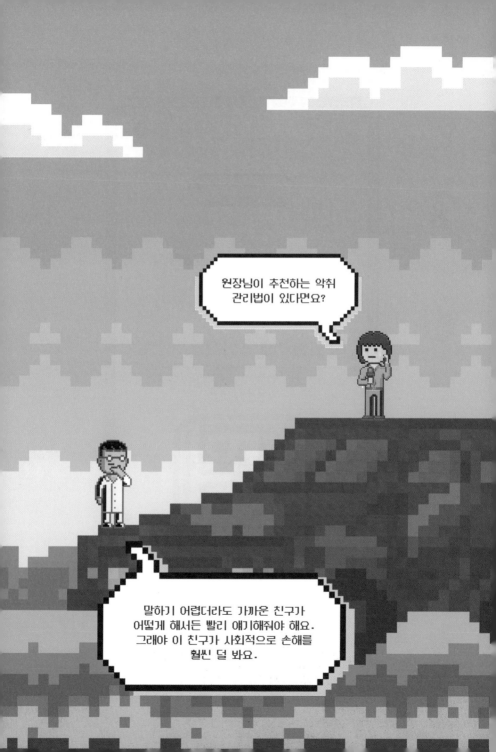

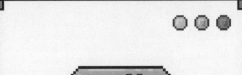

ep.14

#소화불량

소화불량에 소화제는 그만!

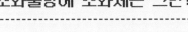

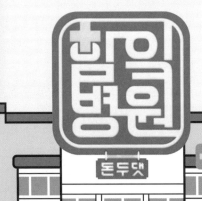

돈두댓

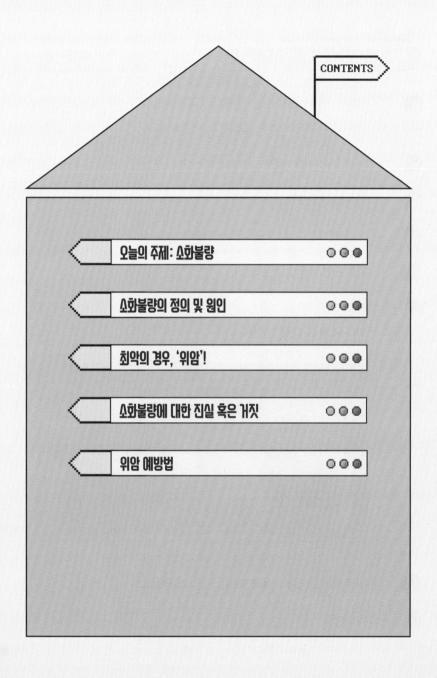

오늘의 주제: 소화불량

요즘에 소화가 이렇게 잘 안 되지… 나이 들어서 그런가 조금만 먹어도 금방 더부룩하고 소화가 안 되는 느낌이 있어요.

위가 늙어서 그래요.

아, 위도 늙어요?

그럼 거기는 안 늙을 줄 알았어요?

위장은 안 늙을 것 같은데….

몸속에 있으니까 안 보여서 그렇지, 내시경으로 들여다보면 늙은 위하고 젊은 위가 달라요.

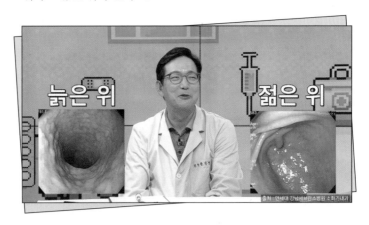

늙은 위는 그러면 바깥에 주름이 생기고 그러나요?

똑같아요.

204

똑같아요?

네. 모양은 비슷한데 기능이 떨어져요.

오늘 소화불량에 대해 얘기해보려고 합니다.

소화불량의 정의 및 원인

정확히 소화불량은 어떻게 정의하나요?

속이 쓰리기도 하고, 체한 느낌도 있고, 구역질이 나거나, 트림이 많이 나는 사람도 있고, 명치끝이 쓰리다고도 해요. 그런데 그 경우는 심장병도 의심해봐야 해요, 사실. 심장병은 왼쪽에서 아프고 위는 가운데서 아플 것 같죠? 아니에요. 명치 부분에 Y자로 갈라지는 데 있죠? 여기가 아프면 심장병을 의심해봐야 돼요. 심근경색 증상이 여기서 나타나는 경우가 많아요. 그러니까 속은 서로 신경이 연결되어 있기 때문에….

소화불량은 범위가 좀 넓지요. 원인이 있는 경우랑 없는 경우로 나눠볼 수 있다면서요?

원인은 다 있지요. 원인을 찾지 못하면 보통 신경성, 기능성 장애라고 하고, 이상이 있으면 그건 기질적인 질병이라고 해요.

기질적인 질병이라면?

위염이 제일 흔해요. 그다음에 생기는 게 위궤양, 조기 위암…. 암튼 편치 않아, 배 속이. 밥을 먹고 났더니 가스가 찬 느낌이 든다,

방귀를 잘 뀌냐 못 뀌냐, 속이 쓰리냐 안 쓰리냐, 이런 증상들을 살펴보는 거예요.

소화불량의 원인

❶ 기질성 소화불량
소화성 궤양, 위암 등 기질적 원인으로 소화불량이 생기는 것.
⇨ 쉽게 말해 명확한 원인이 있다!

❷ 기능성 소화불량
기질적 원인이 없으면서 식후 팽만감, 소화불량, 속쓰림 등의 위장관 증상이 3개월 이상 만성적, 반복적으로 나타나는 것.
⇨ 쉽게 말해 명확한 원인이 없다!
* 다만 과도하게 위산이 분비되거나 헬리코박터 파일로리균 감염에 의한 위염이나 위 능력 저하, 위장관 감염 경험, 환경이나 심리적 요인 등으로 짐작할 뿐.

 그럼 병원에 가서…?

 제일 먼저 병원에 가서 기질적인 병이 있나 없나 내시경을 하면 다 나와요. 우리 장의 운동은 식도부터 시작돼요. 음식을 삼켰어요. 그럼 수축하면서 밑이 열리고 수축하면서 또 밑이 열리고…. 이걸 연동 운동이라고 그래요. 이건 자율신경계에서 자동으로 조정돼요. 그래서 우리가 거꾸로 매달려서 우유를 마셔도 쭉쭉쭉쭉 위로 들어가는 거예요. 그런데 그게 고장이 났다? 이게 열리면 역류성 식도염이에요. 기능성 장애이지요. 위 점막은 굉장히 두꺼워서 위산이 나와도 근육에 닿지 못하게 막아요. 식도는 그게 별로 없어요. 점막이 그렇게 두껍지 않아요. 식사를 하고 좀 있다가 누우려면 불이 난 것처럼 화끈거려요. 환자들이 이런 증상을 호소하면 내과 의사 선생님들이 진단하고 난 다음에 무슨 약을 주는지 아세요? 연동 운동을 정상화시키는 약도 처방하지만, 대개 신경 안정제를 줘요.

아….

이것을 정신과적으로 얘기하면 스트레스의 체화예요. 정신적으로 스트레스를 받았는데 몸에서 반응이 나타나는 거지요. 현대인들한테 되게 많은 병이에요.

기능성 소화불량은 특별한 이유가 없으니까 신경 안정제를 처방하는 거군요.

많이는 안 주지만 자주 처방하지요. 아무리 스트레스를 받지 말라고 이야기해도 사회생활을 하다 보면 실적을 내고 성과를 내야 되니까… 뭘 해야 되고, 뭘 안 해야 되고… 스트레스를 받지 않을 수 없잖아요.

그럼 기능성 소화불량은 죽을 때까지 계속 약을 먹어야 되는 거예요?

그러니까 스스로 마음을 안정시키려는 노력을 해야 돼요. 음악을 들어도 좋고, 그림을 봐도 좋고, 뭐 드라마를 봐도 좋아요. 아무 생각 없이 좀 멍청해지는 시간 있잖아요. 그런 시간을 갖다 보면 좀 안정돼요.

원장님은 그런 시간을 어떻게 만드세요?

산에 가죠.

등산?

산을 막 올라가다 보면 무슨 생각이 날 것 같아요? 다리가 아프다. 숨이 차다. 목이 마르다. 그 외에 다른 생각은 없어요.

산에 가면 주로 경치를 보지 않나요?

출발할 때는 꽃이 아름답다, 진달래가 피어 있구나 하지만, 몇 발짝 걷기 시작하고 오르막길 딱 올라가면 생각나는 건 세 가지. 목마르다, 다리 아프다, 숨차다. 얼마나 좋아요.

다시 소화불량 이야기를 해볼까요? 위벽이 너무 예민해서 소화불량을 느끼는 사람들도 있나요?

통각에 굉장히 예민한 분들이 있지요.

위벽이나 장벽이 덜 예민해지는 약을 지속적으로 먹어도 괜찮아요?

약을 먹어서 해결하려고 생각하지 말고, 증상에 맞춰 살아야죠. 증

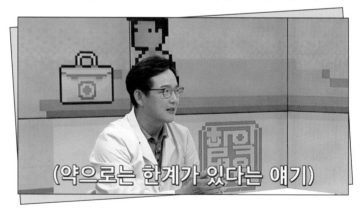

(약으로는 한계가 있다는 얘기)

상이 있기 때문에 증상에 도움이 되는 그런 약들을 쓰는 것뿐이에요. 속이 쓰리다. 그러면 위벽 보호제를 쓰는 거지요. 이런 방법을 쓸 수는 있지만 약한 위벽을 되돌릴 수 있는 방법은 없어요.

최악의 경우, '위암'!

확실한 원인이 있는 소화불량에는 궤양, 위암이 있다고 하셨지요. 궤양은 위벽이 손상된 상태인가요?

위의 구조를 보면, 맨 바깥쪽에 장막이 있어요. 그다음, 두꺼운 위벽은 근육 덩어리예요. 그 안에 위 점막이 또 두껍게 있어요. 근육층에 염증이 생기는 걸 궤양이라 그래요. 엄청나게 아파요.

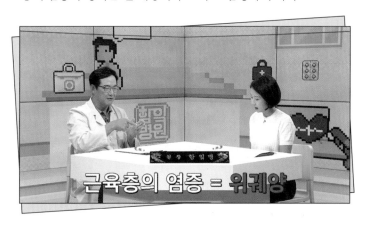

궤양은 돌이킬 수 없죠.

아니요. 금세 나아요. 궤양은 약 먹고 열심히 잘 관리하면 다 나아요.

우리나라 남녀 사망 1위가 암인데, 그중 위암이 3위 정도라고 하네요.

 많이 줄었죠. 옛날엔 위암이 1위였어요. 고기를 많이 먹다 보니 요즘에는 대장암이 많아졌어요. 고기는 영양소가 많기 때문에 우리 몸에 흡수되고 나면 남는 찌꺼기가 별로 없어요. 그리고 인스턴트 식품을 많이 먹잖아요. 이게 다 정제된 음식이에요. 그러다 보니 변의 양이 적어요. 매일매일 안 빼놓고 일주일 동안 장에 머물러요. 노폐물이 일주일 동안 장벽을 다 손상시키는 거죠. 그래서 매일매일 변을 볼 수 있게 뭘 해야 돼? 섬유소가 많은 야채를 많이 먹어야 돼요. 매일 아침 운동을 해서 쭉쭉쭉쭉 빼줘야 돼요. 그 노력을 누가 해야 하나면 본인이 해야 해요. 인생, 고달프죠. 먹기 싫은 풀도 먹어야 하고….

 계속 반복되는 이야기네요.

 위염이 있는 사람 중에서 위암이 생길 리스크가 높은 게 뭐냐. 장상피화 현상이라는 게 있어요. 위의 상피하고 장의 상피는 달라요.

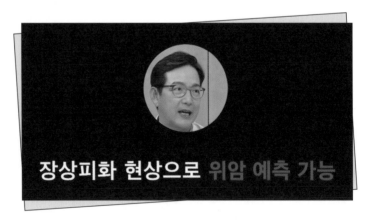

장상피화 현상으로 위암 예측 가능

쉽게 설명하면 위 내부에 있는 점막은 기왓장처럼 쌓여 있는데, 장상피는 세로로 서 있다고 생각하면 돼요. 그런데 위 상피가 장 상피처럼 변해가는 거예요. 위암으로 발전하기 직전에 그런 변화가 나타나요. 위암 전 단계라고 할 수 있지요. 장상피화 현상이 나타나면 주의해야 돼요.

위암은 왜 걸리는 걸까요?

1번 가족력, 2번 헬리코박터 파일로리균…. 요즘에는 다 검사를 하는데, 옛날같이 어렵지도 않아요. 내시경 할 필요도 없어요. 그냥 훅 불어서 체크하고, 약 먹으면 돼요. 암피실린이라고 하는 강력한 항생제를 쓰지요. 그리고 불규칙적인 식사, 과도한 흡연, 과도한 음주… 뭐 다 아는 얘기잖아요. 위 내시경 하고 난 다음 조직 검사 할 때 의사 선생님들이 다 하는 이야기지요. 그런데 만성 위축성 위염이 있다? 이건 흔히 말하는 암이 생기기 전 단계예요. 대장으로 치면 용종 정도 돼요. 그럼 대장의 용종은 수술하는데 왜 위는 수술을 안 하냐? 장상피화 현상이 나타나면 그 부분을 훅 도려내야 되는데, 그건 수술이 커요. 반드시 위암이 되는 것도 아니에요. 그러니까 조기 위암으로 발전하는지 규칙적으로 검사 받으면 돼요.

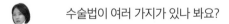
항상 몸 상태를 체크

수술법이 여러 가지가 있나 봐요?

조기 위암의 경우, 복강경 수술을 합니다.

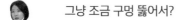 그냥 조금 구멍 뚫어서?

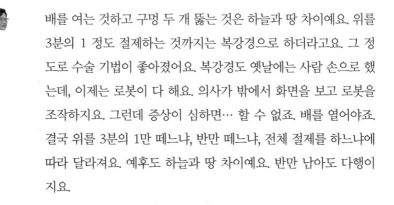 배를 여는 것하고 구멍 두 개 뚫는 것은 하늘과 땅 차이예요. 위를 3분의 1 정도 절제하는 것까지는 복강경으로 하더라고요. 그 정도로 수술 기법이 좋아졌어요. 복강경도 옛날에는 사람 손으로 했는데, 이제는 로봇이 다 해요. 의사가 밖에서 화면을 보고 로봇을 조작하지요. 그런데 증상이 심하면… 할 수 없죠. 배를 열어야죠. 결국 위를 3분의 1만 떼느냐, 반만 떼느냐, 전체 절제를 하느냐에 따라 달라져요. 예후도 하늘과 땅 차이예요. 반만 남아도 다행이지요.

소화불량에 대한 진실 혹은 거짓

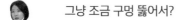 소화불량은 찌라시보다 민간요법에 대한 이야기가 많더라고요. 그래서 오늘은 과연 이 민간요법들이 효과가 있는지 알아보는 시간을 갖도록 하겠습니다. 소화가 안 되면 탄산음료를 마셔라, O, X?

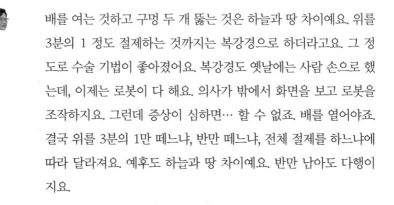 X. 먹을 때 시원한 느낌이 들기는 하죠. 그런데 탄산은 위벽을 자극해요. 위벽이 건강한 사람은 상관없는데, 위염이 있는 사람들은 증상을 악화시킬 수 있죠.

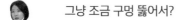 어렸을 때 이거 많이 했습니다. 체했을 때는 손을 따는 게 도움이 된다?

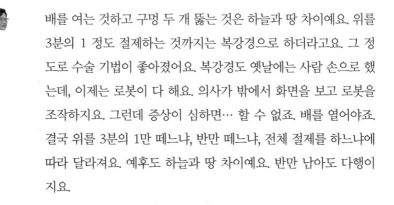 도움될 리 없죠. 왜 체했는지 알아봐야 해요.

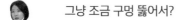 왜 멀쩡할 때 따면 빨간 피가 나오는데 체했을 때 따면 막 시커먼 피가 나오잖아요.

멀쩡할 때 그냥 찌르면 붉은 피가 나오는 거고요, 체했을 때 따려면 실을 감잖아요. 그렇게 하고 찌르면 피가 안 통하기 때문에 정맥 피가 나오니까 검게 보이는 것뿐이에요. 손을 땄다고 소화가 되는 건 아니에요.

위에는 웬만한 약보다 양배추즙이 최고다, O, X?

도움이 되죠. 양배추는 위벽 보호 기능이 강해요. 위궤양을 억제해 주는 비타민 U가 풍부하지요. 비타민 U의 U 자가 '얼서(ulcer)', 궤양에서 온 거예요. 그렇다고 무작정 많이 먹는 건 안 좋아요.

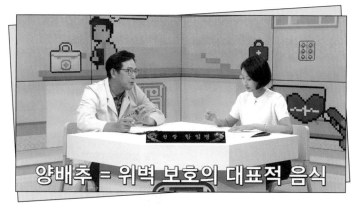

양배추 = 위벽 보호의 대표적 음식

소화제 같은 약을 자주 드시는 분들이 있는데, 이게 좋지 않다는 얘기도 있어요.

소화제는 여러 가지가 있어요. 위벽이 망가져서 소화가 잘 안 되는 분은 위벽 보호제를 먹어야지요. 알루미늄 하이드록사이드가 들어가 있는…. 그리고 위 효소….

요즘 엄청 유행이잖아요. 그건 먹어도 크게 문제될 게 없지 않나요?

계속 먹으면 내 몸에서 더 이상 안 만들겠죠. 그런데 내 것이 제일 좋거든.

소화를 잘 시키려면 어떻게 해야 할까요?

위를 잘 보호해서 써먹으면 돼요. 위는 불규칙적인 것을 제일 싫어해요. 규칙적인 식사가 중요해요. 그다음에 탄 음식. 이건 명백한 발암물질이에요.

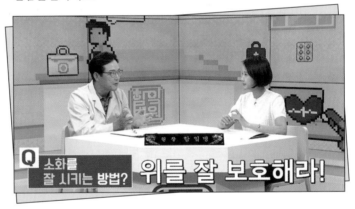

근데 암을 유발하려면 상당한 양이 들어가야 되지요?

우리가 상당히 오래 살아요. 똑같이 조리해서 먹더라도 지난번에 고기를 불에 구워 먹었으면 이번에는 수육으로 먹는 것도 생각해 보세요. 마지막으로, 운동하세요. 걷기를 하세요.

역시 마무리는….

마지막으로 오늘의 진료를 한 줄 평으로 표현하신다면?

 건강에는 공짜가 없다. 몸을 부지런히 움직여라.

건강은 공짜가 없다!
몸을 부지런히 움직여라.

- 컴백무새 Dr. 익병 -

215

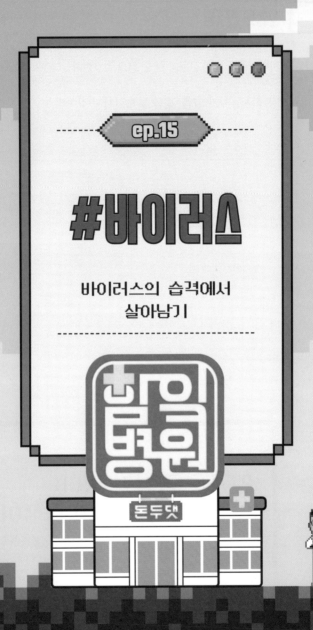

ep.15

#바이러스

바이러스의 습격에서
살아남기

돈두댓

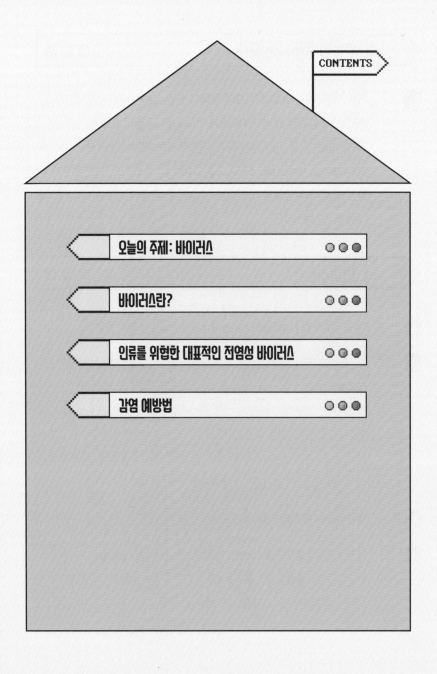

진짜 큰일이네. 코로나가 가나 싶더니 원숭이두창 때문에 난리였지요. 어렸을 때 영화를 보려고 비디오테이프 같은 걸 빌려 오면 처음에 "옛날 어린이들은 호환 마마 전쟁 등이 가장 무서운 재앙이었으나…" 이런 말이 나왔어요. 에이즈에 대한 공포심도 빼놓을 수 없지요. 그런데 요즘 애들은 코로나에 공포심이 있대요. 오늘은 인류를 위협하는 바이러스에 대해 이야기해보려고 합니다.

바이러스란? ⬡⬡⬤

 미디어에서 많이 들어보긴 했는데, 바이러스가 정확히 뭔가요?

 라틴어로 독을 뜻하는 '비루스(virus)'에서 유래된 말로, 아주 작은 크기의 감염성 입자를 말해요. 바이러스는 생존에 필요한 기본 물질인 핵산(DNA 또는 RNA)과 그것을 둘러싼 단백질 껍질로 이루어져 있어요. 그런데 바이러스는 생리 대사 작용이 없어서 스스로 살아가지 못하고 사람을 비롯한 동식물 등 다른 생명체에 들어가서만 살 수 있어요! 이 과정을 감염이라고 부르지요.

 세균하고는 완전히 다른 건가요, 아니면 비슷한 건가요?

 완전히 달라요. 일단 세균은 독립된 하나의 생물로, 스스로 분열해서 복제 및 번식을 할 수 있어요. 크기도 바이러스보다 훨씬 크지요. 한 1000배 정도 돼요. 또 세균은 병을 일으키기도 하지만, 유산균같이 우리 몸에 좋은 역할을 하기도 해요. 그런데 과거 유행했던 전염병인 흑사병은 세균에 의한 것이었지요!

보통 균에 감염되면 약을 먹어서 고치잖아요. 바이러스에 감염돼도 약을 먹으면 낫나요?

바이러스는 세균처럼 세포가 없어서 대개 항생제가 소용없어요. 항바이러스제가 있는 경우도 있지만, 바이러스가 변이하면 소용없고 오히려 부작용이 생길 수도 있어요. 면역계가 자체적으로 바이러스를 이길 수 있게 되길 기다리는 게 낫지요. 우리가 백신을 맞는 것은 고치는 약을 투입하려는 게 아니라, 바이러스를 이겨낼 수 있는 면역 체계를 미리 몸에 만들어놓기 위한 거예요!

변이가 일어나면 힘들게 만든 백신도 소용없어지는데, 바이러스는 왜 이렇게 자꾸 변이하는 걸까요?

바이러스는 스스로 생리 대사 작용을 못 하고 다른 생명체에 들어가야지만 살 수 있기 때문에 숙주의 면역을 피해 생존하기 위해 계속 변이하는 거예요. 변이 방식은 대부분 전파력을 최대한 높이는 방향으로 이뤄지며, 대신 치명률은 낮아지지요. 코로나의 변이, 오미크론처럼 말이에요!

바이러스가 계속 변이하며 숙주를 바꿔서 전파돼 나가잖아요. 어떤 바이러스는 원숭이에게서 사람으로 옮겨지기도 하고, 또 어떤 바이러스는 사람에게 옮겨지지 않는 것도 있어요. 그건 왜 그런 건가요?

바이러스는 생물과 무생물의 경계에 있어요. 자체적으로는 번식하지 못해요. 세포를 구성하는 가장 기본적인 요소인 DNA와

RNA 같은 핵산과 그걸 둘러싼 캡슐 프로테인만 있어요.

근데 왜 그렇게 따로 활동하는 거죠?

번식해야 되잖아요. 번식하려면 DNA를 복제해야 하는데, 생물과 무생물의 경계에 있는 바이러스는 자체적인 복제 공장이 없어요. 바이러스 복제 공장은 어디에 있느냐. 바로 호스트, 숙주한테 있어요. 이 숙주는 사람이 될 수도 있고, 식물이 될 수도 있고, 박테리아가 될 수도 있어요. 이거는 바이러스 마음이야. 무엇을 숙주로 삼느냐에 따라 식물성 바이러스, 동물성 바이러스, 세균성 바이러스로 구분하지요.

근데 백신은 바이러스에 대한 면역 체계를 미리 만들어주는 거잖아요.

맞아요. 정확하게 아시네. 바이러스가 들어오기 전에 '너 들어올 줄 내가 알고 있었어' 딱 이렇게 기다리고 있는 거지요.

근데 바이러스는 왜 이렇게 빨리 변이가 이뤄져요?

모든 생명체는 본능적으로 자기가 살아남을 수 있게끔 움직여요. 신기하지요? 이게 유전자의 힘이에요. 모든 유전자는 자기 복제를 위해 존재해요. 우리 몸의 면역 체계가 빠르게 발전하니까 바이러스도 그에 맞춰 빨리 변하는 것이지요. 그것도 바이러스의 종류에 따라 다른 게, DNA 바이러스는 딱딱하고 안정적이에요. 50~60도까지 온도가 올라가도 안 상해요. 근데 RNA는 건드리기만 해도 그냥 깨져요. 그런데 mRNA 백신이라고 들어보셨지요. 메신저 RNA라는 건데 냉동차들이 맨날 왔다 갔다 하는 이유가 바로 이것 때문이에요.

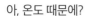 아, 온도 때문에?

바이러스의 종류

❶ 핵산의 종류에 따른 분류
- RNA 바이러스 : HIV, 일본 뇌염 바이러스, 인플루엔자 바이러스, 홍역 바이러스, 코로나 바이러스.
- DNA 바이러스 : B형 간염 바이러스, 포진 바이러스.

❷ 기생 장소에 따른 분류
- 동물성 바이러스 : 홍역, 광견병, 독감, 천연두, 소아마비, 뇌염 바이러스.
- 식물성 바이러스 : TMV, 감자의 위축병 바이러스.
- 세균성 바이러스 : T2파지, T4 파지.

인류를 위협한 대표적인 전염성 바이러스

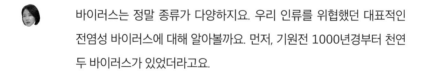 바이러스는 정말 종류가 다양하지요. 우리 인류를 위협했던 대표적인 전염성 바이러스에 대해 알아볼까요. 먼저, 기원전 1000년경부터 천연두 바이러스가 있었더라고요.

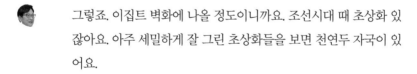 그렇죠. 이집트 벽화에 나올 정도이니까요. 조선시대 때 초상화 있잖아요. 아주 세밀하게 잘 그린 초상화들을 보면 천연두 자국이 있어요.

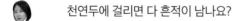 천연두에 걸리면 다 흔적이 남나요?

전신에 다 번지면 물집이 퍼지지요. 얼굴에 생기면 얽은 자국이 남

아 곰보가 되는 거고. 바이러스 질환 가운데 우리 생명을 제일 많이 뺏어간 건 아마 천연두일 거예요. 그런데 지금은 다 없어졌지요.

왜 지금은 없어요?

백신이 나왔잖아요. 인간이 유일하게 멸종시킨 바이러스가 천연두예요. 폭스 바이러스, 두창 바이러스 있지요? 천연두, 원숭이두창, 다 같은 얘기예요. 족보가 같지요. 그런데 왜 천연두 바이러스는 끝났다고 하느냐. 이게 DNA 바이러스라 그래요.

천연두 바이러스는 RNA가 아니어서?

변형이 없어요. 별로 변형이 없어. 변형이 생겨도 아주 천천히 생겨요. 또 하나, 천연두 바이러스는 정말 까탈스러워요.

까탈스럽다고요?

사람이 아니면 건들지 않아. 숙주가 사람밖에 없어요.

천연두 바이러스

흔히 두창, 마마라고 부르는 급성 전염병. 기원전 1000년경 이집트 기록이 남아 있음. 온몸에 붉은 반점이 생기고 곰보 자국이라고 불리는 특정한 모양의 흉터를 남김. 심한 경우 고열이 나며 뇌에 손상을 입거나 시력을 잃기도 함. 공기로 감염돼서 한번 퍼지기 시작하면 걷잡을 수 없었으나 우두를 통해 백신이 개발되면서 1980년 공식적으로 종결됨.
*우두 : 소의 급성 전염성 질병으로 사람에게 옮음. 그러나 치사율은 낮음.

다음으로 에볼라 바이러스. 1967년 처음 발견되고 2014년에도 유행했지요.

영화도 나오지 않았나요? 에볼라 바이러스는 아프리카 지역에서 발견됐어요. 에볼라 강에서 발견됐다는데, 엔데믹(풍토병으로 굳어진 감염병)할 수밖에 없었어요. 걸리면 죽어요. 공기 전염도 아니야. 체액이 닿아야 옮아요. 전염을 시키려고 해봐야 시킬 수 없죠. 다행히 전파력은 약해요.

에볼라 바이러스

🐚 1967년 아프리카 콩고의 에볼라 강에서 처음 발견. 2014년에도 한 차례 유행. 주로 아프리카 지역에서 발생. 공기로 전파되지는 않고 환자와의 접촉에 의해 전파됨. 에볼라 바이러스가 일으키는 병을 에볼라 열, 에볼라 출혈열이라 부르는데 고열이 나고 심한 두통, 관절통 등이 나타나며 엄청난 양의 피를 쏟으며 사망한다고 알려져 공포의 대상이 됨.

에볼라 바이러스는 현재 치료약이 개발되어 있나요?

아직까지는 치료제가 없어요. 감염자가 너무 빨리 죽고, 바이러스 역시 숙주가 사라지니까 전파되지 못하고 순식간에 번졌다가 한순간에 사그라드는 패턴이 반복되고 있지요.

그리고 굉장히 유명했지요. 후천성 면역 결핍증 바이러스. HIV.

에이즈라고도 하지요. 처음에는 신드롬이었어요. 이건 잘 모른다는 얘기야. 그래서 열심히 연구를 해봤더니 휴먼 이미노디피션시 바이러스(human immunodeficiency virus), 사람면역바이러스에 감염된 거였어요. 에이즈는 혈액으로 옮아요. 절대로 체액으로는 옮지 않아요. 성행위를 할 때 콘돔을 쓰면 거의 안 옮아요. HIV 바이러스가 증식되는 것을 막을 수 있는 약들도 여러 가지 나와 있어요. 우리나라에서는 에이즈로 확진되면 정부에서 다 치료해줘요.

HIV 바이러스

🎣 1981년 의학계에서 논문이 발표되며 명명됨. 1950년대 말 아프리카 개발 과정에 원숭이로부터 감염되었다고 추정. 공기로 전파되지 않고 피나 체액을 통해서만 전염됨.

이제는 잘 관리하면 바로 사망에 이르진 않는다고….

예, 맞아요. 한때는 불치병으로 여겨져 공포의 대상이었지만 이제는 관리만 잘하면 돼요. 지병처럼 안고 가는 거지요.

이제 요즘 아이들이 많이 들어본 바이러스가 나옵니다. 인플루엔자와 코로나 바이러스. 그런데 스페인 독감, 홍콩 독감, 사스, 메르스, 코로나 19까지 다 코로나 바이러스예요?

아니요. 달라요. 스페인 독감은 인플루엔자예요.

인플루엔자랑 코로나 바이러스가 다른 건가요?

다 RNA 바이러스인데 족보가 달라요. 김씨, 이씨, 박씨… 이런 것처럼.

근데 둘 다 RNA 바이러스…. 어떻게 다른지 설명해주세요.

 S단백질(S protein)이라고도 알려진 스파이크 단백질은 바이러스가 사람의 세포 속으로 들어가는 데 중요한 역할을 해요. 스파이크 단백질의 유전자에 변이가 나타나면 변종 바이러스가 등장하지요. mRNA 백신은 스파이크 단백질을 만드는 유전 정보를 담고 있어요. 백신에 의해 생성된 스파이크 단백질은 항체 형성을 유도하는 항원으로 기능해요. 우리 몸의 면역세포가 이렇게 만들어진 스파이크 단백질을 바이러스로 착각하고 그에 대한 항체를 만들어내는 거예요. 간접체험을 통해 바이러스에 대한 면역을 얻는 것이지요. 이후 진짜 바이러스가 들어와도 항체가 바이러스를 감싸서 감염을 막을 수 있어요.

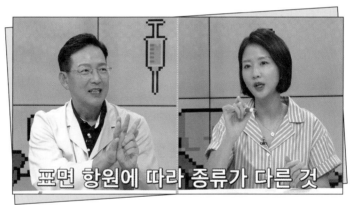

표면 항원에 따라 종류가 다른 것

 쉽게 생각하면, 바이러스 표면에 뾰족하게 튀어나온 것들이 어떻게 다른가에 따라 바이러스가 달라진다는 건가요?

 코로나 바이러스는 크게 네 가지 변이가 있어요. 오리지널 코로나 바이러스가 있고 첫 번째 변이 버전이 사스 코로나(SARS-Cov)예요.

코로나 바이러스랑 거의 똑같은데, 약간 변형된 형태이지요.

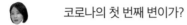 코로나의 첫 번째 변이가?

 사스 코로나예요. 2002년 중국 홍콩에서 사스가 처음 생겼지요. 그때 WHO 사무총장이 참 잘 대처했어요. 바로 전 세계에 경보를 내렸지요. 중국 홍콩발 모든 비행기를 틀어막았어요. 그래서 6개월인가 1년 만에 끝났죠. 그다음 단계가 뭐냐 하면 메르스예요. 2012년 사우디아라비아에서 처음 보고된 메르스 코로나 바이러스(MERS-CoV)는 이상하게도 중동에서 낙타를 타고 다니는 유목민들한테서만 생겼어요. 사람들이 픽픽 쓰러져서 죽었지요. 사스보다 더 많이 죽었어요. 치사율이 훨씬 높았지요. 이것도 전 세계적으로 빨리 경보가 내려졌어요. 그다음이 코로나19를 일으킨 사스 코로나 바이러스(SARS-CoV-2)예요. 일명 우한 코로나. 2019년 처음 공식적으로 확인되어서 코로나19라고 이름을 붙였어요. 문제는

인플루엔자 & 코로나 바이러스

🍃 인플루엔자와 코로나19는 모두 호흡기 질환으로 고열, 두통, 근육통, 오한, 호흡 곤란 등을 일으킴. 심할 경우 사망할 수도 있음. 천연두 바이러스는 격파되었어도 이 같은 호흡기 질환 바이러스는 지금까지 해결되지 않은 바이러스로, 현재 가장 인류를 위협하고 있음.
- 메르스는 낙타와의 접촉을 통해 감염된 것으로 밝혀짐.
- 코로나 바이러스는 닭에게서 처음 발견. 소나 돼지 같은 동물에게는 매우 치명적이지만 인간에게는 가벼운 코감기나 설사 정도를 일으켰는데 변이를 일으키면서 코로나19 사태를 초래.

뭐냐? 이 바이러스가 중국 우한에서 시작되어서 전 세계로 퍼져 나갔는데, 이번에는 중국을 막지 않았어요. 새로운 전염병이 발견되면 WHO는 기계적으로 전 세계에 그 정보를 알려야 해요. 머뭇거리다 일주일만 지나도 다 돌아버리거든요. 비행기가 사방팔방 날아다니니 통제 불가능한 상황이 돼버리는 거예요.

인플루엔자 바이러스와 코로나 바이러스는 굉장히 비슷하다는 말씀이시군요. 그런데 무슨 차이가 있는 건가요?

전파되는 방식은 둘 다 비말 감염으로 거의 같아요. 증상도 비슷하고요. 폐렴을 유발하고 사망에 이를 수 있는 것까지 같지요! 둘의 가장 큰 차이점은 원인 바이러스의 숫자예요. 코로나19는 사스 코로나 바이러스 한 가지이지만, 독감을 일으키는 인플루엔자는 여러 가지가 있어요. 증상으로 보면 후각, 미각 상실이 가장 큰 차이점이에요. 또 인플루엔자는 항바이러스제가 개발되어서 독감약을 먹으면 낫지만 코로나는 아직 완전한 항바이러스제 개발이 이루어지지 않은 상태예요.

코로나19가 종식되지 않은 상황인데 이전의 사스나 메르스는 어떻게 해서 종식될 수 있었던 건가요?

계절의 영향이 있었던 것으로 보여요. 고온에 약한 사스는 여름에 종식됐고, 저온에 약한 메르스는 12월에 종식됐거든요.

다음 이야기로 넘어가볼까요. 요즘에 뜨거운 이슈입니다. 원숭이두창 바이러스.

일단 기본적으로 우리나라에서 불주사 맞은 사람은 절대 안 걸립니다. 불주사 맞았어요?

안 맞았어요.

조심하세요. 증상은 수포가 생기고 2차 감염이 되면 누렇게 농포가 생기지요.

아니 근데 이게 계속 있었던 바이러스라면서요. 그런데 왜 갑자기 유행하는 거예요?

제 추론인데, 원숭이두창을 일으키는 바이러스는 천연두의 원인인 두창 바이러스와 비슷하거든요. 1980년인가 WHO에서 '지구상에 자연적으로 발생할 수 있는 천연두는 없다'라고 공식화하면서, 그 이후 천연두 백신을 접종하지 않았어요. 저는 그것과 분명히 연관이 있다고 봐요. 이전에는 WHO 사업이라서 전 세계적으로 천연두 주사를 다 놨거든요. 부자들이 기부해서 아프리카까지 천연두 백신을 다 놨어요, 공짜로. 천연두 환자가 있으면 보고하라고 현상금도 걸었지요. 그런데 상황이 바뀌면서 30~40대 초반까지는 천연두 백신을 안 맞게 되었지요. 이 사람들이 이 원숭이랑 접촉하면….

아니면 두창 걸린 사람이랑 접촉하면?

접촉의 빈도가 아주 밀접하면…. 침이 튈 정도거나 아니면 점액질이 닿을 정도….

예를 들어서 키스를 한다거나?

두창이 있는데 키스를 하면 옮지요.

없으면 상관없고? 원숭이두창이 퍼진다는 뉴스가 나오니까 이것도 코로나처럼 광범위하게 퍼져 나가지 않을까 하는 두려움이 있었지요.

그러니까 쓸데없이 두려움을 갖지 말라고 제가 얘기하는 거예요. 천연두 예방접종을 하신 분의 경우, 85% 이상 예방되니까. 코로나19 백신보다 훨씬 효과가 높습니다.

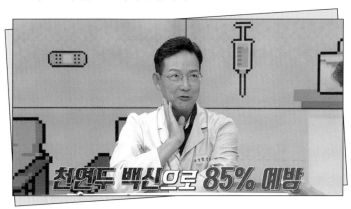

그런데 만약에 감염되면 어떻게 하나요?

시도 포비어라든지 브린시도 포비어라고 해서 바이러스 성장을 억제하는 항바이러스를 갖고 있대요.

얼굴에 커다란 수포가 나던데, 자국이 남을까요?

남죠.

그런 건 레이저로 가능?

불가능하죠. 불가능해요.

면역력을 좋게 만드는 원장님의 추천 꿀팁이 있다면?

 뭐 예전부터 늘 하는 얘기예요. 모든 병은 나 개인의 면역력 문제
이지 백신 갖고는 해결 안 된다. 내가 나를 건강하게 유지할 수 있
도록 노력해라. 이게 기본이에요. 밥 잘 먹고, 잠 잘 자고, 하루에
한 시간 운동하고, 스트레스 받지 말라고요. 너무나 당연한 얘긴데
늦게까지 술 마시고, 잠 안 자고, 끼니는 건너뛰고, 영양이 불균형
하다? 백신이든 뭐든 그런 걸로 내 몸을 보호하겠다는 생각이라면
은신할 데가 하나도 없어요. 방법은 하나예요. 그냥 산속에 들어
혼자 조용히 사는 거예요.

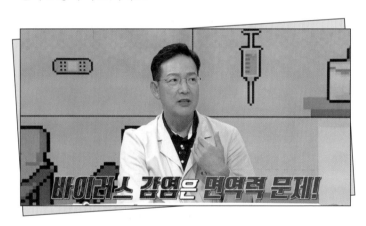

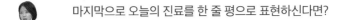

마지막으로 오늘의 진료를 한 줄 평으로 표현하신다면?

바이러스 걱정하지 말고 내 건강에 집중하자!

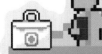

바이러스 걱정 말고
내 건강에 집중하자!

- 건강무새 Dr. 일병 -

ep.16

#유해성 대결

밸런스 게임,
누가 누가 몸에 더 나쁠까?

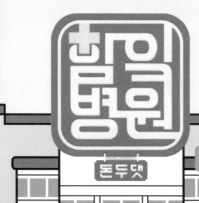

돈두댓

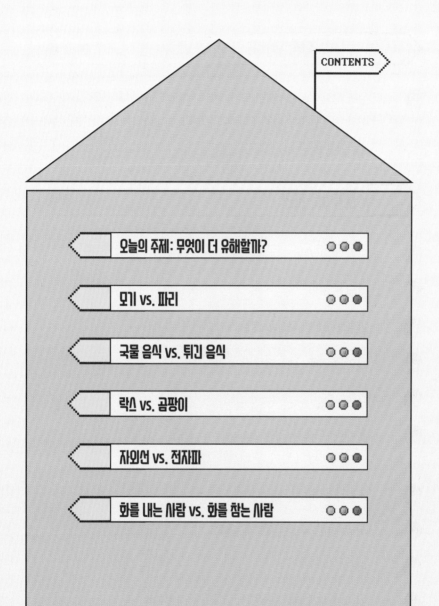

오늘의 주제: 무엇이 더 유해할까?

날씨 더워지고 습해지면 모기, 파리, 날벌레가 막 난리인 것 같아요. 그
래서 오늘은 일상 속에서 마주치는 여러 가지 다양한 유해성을 한번 짚
어보려고 합니다.

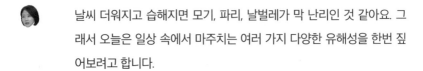

모기 vs. 파리

모기 대 파리. 뭐가 더 유해하다고 생각하세요?

정답은 모기.

파리는 굉장히 더럽고, 병을 많이 옮기지 않나요?

많이 옮기죠. 근데 파리가 옮기는 병은 다 고칠 수 있어요.

그래요? 파리가 옮기는 병은 대표적으로 뭐가 있죠?

콜레라, 식중독, 장티푸스, 결막염 등등. 그런데 항생제 먹으면 딱
해결되고 링거 달면 다 해결돼요.

모기가 옮기는 건?

뇌염. 일본 뇌염이 대표적이죠.

아….

걸리면 후유증이 남아요. 그다음에 말라리아. 이건 치명적이에요.

병원에 파리 때문에 오는 일은 별로 없어요. 대부분 모기 때문에 오죠. 그런데 모기가 특별히 좋아하는 사람이 있어요. 일단 여자를 좋아하고….

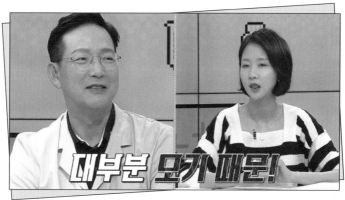

🧑‍🦰 왜? 왜죠?

🧑 알을 낳으려면 사람의 피가 필요해요. 그래서 피를 빨아 먹어야 하는데, 빨려면 일단 혈관을 찔러야 할 거 아니에요. 각질 두꺼운 남자를 찌를까요, 아니면 피부가 부드러운 여자를 찌를까요?

🧑‍🦰 살갗이 좀 얇은….

🧑 그래서 아이들이 제일 잘 물리죠. 애랑 같이 자면 아이만 물리는 건 그런 이유 때문이에요.

🧑‍🦰 임산부들이 모기에게 잘 물린다는데, 사실인가요?

🧑 임신한 여성은 열, 이산화탄소 발생량이 늘어나기 때문에 모기에 게 더 잘 물릴 수 있어요. 뚱뚱하고 덩치 큰 사람이 더 잘 물리는 것과 비슷한 원리이지요.

모기 vs. 파리

🐛 **모기**
흡혈하는 과정에 세균과 바이러스를 옮김! 단순 흡혈은 간지러움만 남기지만, 말라리아 매개 모기에게 물리면 말라리아에 감염됨. 이로 인해 인류를 많이 죽인 대표적 해충으로 꼽힘(모기에게 물려서 감염되어 죽은 사람이 뱀과 개에게 물려 죽는 사람보다 더 많다!).

🐛 **파리**
식품 안전성에 가장 심각한 위험을 야기하는 해충! 시겔라균, 살모넬라균, 대장균을 잘 실어 나르기 때문! 파리들은 삼킨 먹이를 토해낸 뒤 다시 녹여서 먹기 때문에 온갖 미생물을 옮기고 다님. 화장실이 개선되기 전 대변에 많이 붙어 있었음.

그리고 이런 얘기도 많아요. 모기가 잘 무는 혈액형이 있다?

근거 없는 얘기예요.

O형을 좋아한다는 말이 많은데?

O형인 사람은 전체 인구의 50%, 절반이 넘어요. 당연히 모기가 물면 O형일 확률이 높을 수밖에 없지요.

단 음식 먹는 사람을 좋아한다?

모기가 그 정도로 혈당을 체크할 능력은 없어요.

알겠습니다. 그럼 모기와 파리에 이어 바퀴벌레 대 개미. 뭐가 더 유해합니까?

실제로는 개미 때문에 피부과에 오는 경우가 많아요.

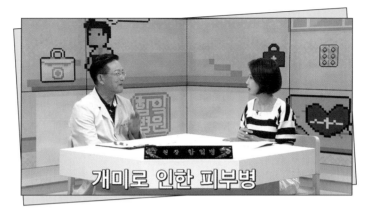

그래요?

바퀴벌레는 지나가면 기분이 나쁠 뿐이지 피부병은 안 생겨요.

그런데 집에 있는 개미는 굉장히 작지 않나요?

그게 더 독해요.

그게 무나요, 사람을?

물죠. 개미산이라고, 개미가 물 때 나오는 산이 있어요. 그게 유기산 중에 굉장히 강해요, 독성이. 그래서 개미에게 물리면 아프고, 가렵고, 퉁퉁 부어요.

바퀴벌레는 머리가 떨어져도 4일을 산다는 얘기가 있는데?

그건 틀린 말이지. 그런데 바퀴벌레를 죽여도 몸 안에 있는 알들은 번식할 수 있어요. 그래서 바퀴벌레는 완전히 소각하지 않는 한 계속 알에서 태어나고, 엄청난 번식력을 자랑하는 거예요.

바퀴벌레 vs. 개미

🦴 **바퀴벌레**
백악기 때 처음 출몰해 지금까지 살아남은 끈질긴 생명체. 온갖 것들을 먹어서 세균을 옮기는 매개체가 되며 실제 위생적으로 볼 때도 더러움. 번식력이 너무 강해서 사람들의 주거 공간을 위협하고, 혐오감을 조성.

🦴 **개미**
어떤 음식이든 다 물어뜯는 천하장사. 바퀴벌레는 사람을 보면 도망가는데 개미는 그런 것도 없이 그냥 줄지어서 나옴. 부엌에 있는 과일이나 쌀 등도 가져감. 봉지도 뚫을 수 있기 때문에 과자나 라면 봉지도 뚫음. 집 안에서 개미가 보인다면 이미 방 안이 온통 개미들로 가득할 수도 있는 상황.

바퀴벌레를 냉동실에 넣어놔도 생존한다는데?

한 서너 시간 정도는 살 거예요.

서너 시간밖에 못 살아요? 더 살 것 같은데?

꽁꽁 얼면 죽죠. 한 서너 시간 있다가 밖에 풀어놓으면 산다는 얘기겠지….

아, 얼었다가 녹아도?

네. 그 정도로 생명력 자체가 강하다는 얘기죠. 아마 둘을 가둬놓고 누가 이기냐고 물으면 개미가 이길 거예요.

아, 그래요?

개미는 집단성이 강해요. 집단지성의 가장 대표적인 표본이 개미예요. 바퀴벌레는 집을 안 짓고 살지만 개미는 집을 짓고 살잖아요.

벌레를 죽이기 위해서 살충제를 씁니다. 살충제 대 해충, 뭐가 더 유해할까요?

저라면 살충제를 뿌리고 그냥 그걸 마실래요. 인간에게 덜 유해한 살충제들도 많이 있어요. 물론 코에다 뿌리면 해롭겠지요. 그런데 농사짓는 분들은 살충제를 많이 뿌려야 되니 좀 문제이지요.

되게 많이 노출되지요.

엄청난 양에 노출되니까 중독되기도 해요. 살충제는 대개 유기인 제제거든요. 상당히 해롭지요. 그런데 우리가 집에서 뿌리는 살충제는 그렇지 않아요.

국물 음식 vs. 튀긴 음식

국물 음식 대 튀긴 음식. 뭐가 더 유해합니까?

둘 다 유익한 음식입니다.

아, 유익한 음식이다?

국을 끓일 때 소금을 많이 넣는 게 문제지요. 고깃국을 끓일 때 간장 쓰지 말고 재료만 가지고 간을 한번 해보세요. 처음에는 좀 이상할 거예요. 심심한 게 이 맛도 저 맛도 아닐 거예요. 뭇국을 끓여도 야채 넣고 소고기 넣고 끓여 먹으면 특별하게 간을 하지 않아도 먹을 만해요. 우리 입맛이 너무 짜게 세팅된 거죠.

국물 음식 vs. 튀긴 음식

🍃 국물 음식은 김치보다 나트륨이 더 많음. 짜게 먹으면 나트륨을 배출하기 위해 신장에 과부하가 걸리기 쉬움. 특히 고혈압이 발병할 수 있어서 뇌경색 질환, 심부전, 심혈관 질환 위험을 높임. 국물 음식은 한 끼만 먹어도 하루 권장량의 70%에 육박하는 나트륨을 섭취하게 되기 때문에 세 끼 다 먹으면 안 좋다고. 그래서 국에 밥 말아 먹는 습관은 좋지 않다!

🍃 기름에 튀긴 음식은 트랜스지방이 많이 포함됨. 열량도 높음. 트랜스지방은 심혈관계 질환에 악영향. WHO는 하루에 전체 섭취하는 열량 중 트랜스지방을 1% 미만 섭취하도록 권고. 영국심혈관협회의 조사에 따르면 튀긴 음식을 많이 먹은 집단은 심혈관 질환 위험이 28%, 심부전 위험이 37% 높은 것으로 나타남.

한국 사람들은 짠 국을 많이 먹어서 각종 성인병에 걸린다. 그런 말씀인가요?

일단 고혈압이 제일 많아요. 그다음은 위염. 염분이 들어가는 단계에서 제일 먼저 상하는 게 위, 그다음이 심장이에요. 몸에서 나트륨이 빠지는 과정에 칼슘도 빠져나가요. 그런데 칼슘은 많이 붙들고 있어야 하니까 반대로 전해질 대사 이상이 생겨요. 그럼 골다공증도 생기겠지요. 나쁜 짓을 오래 해서 좋은 건 없어요.

그럼 튀긴 음식은 어때요?

맛있죠. 많이만 먹지 않으면 괜찮아요.

그런데 튀긴 음식은 트랜스지방이 많다고 하잖아요? 이거 몸에 안 좋은 거 아니에요?

우리나라 사람들은 아는 게 너무 많아. 물론 많이 먹으면 동맥경화증 위험도 있고, 당연히 좋지 않지요. 그런데 우리가 튀김을 얼마나 먹을까요?

치킨 좋아하시는 분들 중에는 거의 매일 먹는다는 경우도 있어요.

그런 경우는 문제지만, 일주일에 치킨을 한 번 정도 먹는 사람이라면 좀 튀겨 먹어도….

그럼 이건 어떤가요? 매일 튀김 먹는 사람 대 매일 국물 음식 짜게 먹는 사람, 뭐가 더 안 좋아요?

당장은 매일 짜게 먹는 사람이 안 좋죠. 트랜스지방을 먹어서 동맥경화증이 생겨서 고혈압이 나타나는 것보다 짜게 먹으면 혈압이 바로 올라가니까요.

그러면 이거 어떻게 보십니까? 탄 음식 대 날 음식.

이거 어려운데….

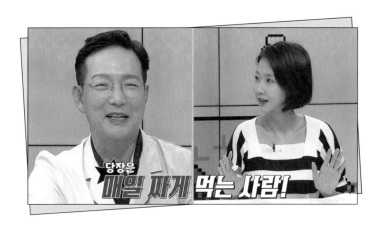

어려워요? 당연히 날 음식은….

 단기적으로 볼 때 사고가 나는 건 날 음식이에요. 여름철만 되면 비브리오 패혈증 이야기가 나오죠. 간 기능이 떨어진 사람들이 비브리오균에 오염된 회를 먹으면 큰일 나거든요. 이건 생선에 있지 않아요. 도마에 있어요. 지저분한 주방기구에서 많이 옮아요. 민물 생선은 디스토마를 조심해야 돼요. 간디스토마, 폐디스토마 같은 것 있잖아요. 깨끗한 생선을 먹는 건 상관없지만, 저라면 굳이 여름철에 횟집 찾아다니면서 먹는 거는 피하겠어요. 그리고 탄 음식은 뭐 오래 먹는다고 가정할 경우, 무조건 발암물질이죠.

탄 음식 VS. 날 음식

 음식이 타면서 벤조피렌이라는 발암물질이 생김. 이 물질은 폐암, 위암, 피부암, 췌장암, 유방암, 대장암 등 각종 암을 유발함. 벤조피렌은 자동차 매연, 담배 연기, 라면 수프, 올리브유, 들기름 등에도 포함되어 있음.

 대표적인 날 음식은 회인데, 날씨가 따뜻한 상태에서는 세균 증식의 위험이 높아짐. 실제로 날것 잘못 먹고 식중독 걸리는 사례가 꽤 있음.

 탄 음식 때문에 안 좋으려면 되게 많이 먹어야 된다?

 그렇죠. 굉장히 많이, 굉장히 오래 먹어야 해요. 우리가 갈비 구워 먹을 때 조금 탔다고 그것 때문에 암 걸리면 어떡하지 걱정해야 될 정도는 아니라는 거지요.

 그럼 다음 음식 가보겠습니다! 소주 대 콜라! 무엇이 더 유해할까요?

소주 VS. 콜라

🥄 소주는 알코올이 들어간 것으로, 역시 1급 발암물질. 과음할 경우 간과 뇌의 손상 초래.

🥄 탄산음료는 당이 많음. 당은 당뇨병을 유발하는데, 탄산음료를 즐겨 마시는 사람이 그렇지 않은 사람보다 당뇨병에 걸릴 위험이 80% 높다는 연구 결과도 있음. 또한 당을 많이 섭취하면 비만, 골다공증 우려. 체내 칼슘을 배출시키고 뼈의 좋은 영양소도 뺏음.

그럼 이건 어떤가요? 고기만 먹기 대 야채만 먹기! 무엇이 더 유해할까요?

고기만 먹으면 일찍 죽어요.

채소만 먹기는요?

아무 상관없어요. 우리 인간은 유인원에서 분류돼서 인간으로 진화했는데, 진화 과정 중에 육식을 하게 된 거예요. 인류는 원래 채소를 먹었을 거라고 생각해요. 풀만 먹는다고 해도 수명에는 지장이 없어요.

근데 이건 사람에 따라 다른 거 아닌가요?

아니에요. 고기를 먹는 사람들이 상추에 싸서 먹고 마늘도 먹고 아스파라거스 구워서 먹고 온갖 걸 섞어서 먹죠. 그렇게 먹어야 훨씬 더 오래 사니까 그러는 거예요.

근데 비건 말고 완전 베지테리언 중에 활력이 떨어지시는 분들이 꽤 있대요.

단백질 먹으면 상관없어요. 중요한 거는 골고루 먹어야 한다는 거지요.

락스 vs. 곰팡이

 이번에는 위생 문제로 가보겠습니다. 매일 락스 냄새 맡으면서 화장실 청소하기 대 곰팡이가 피어 있는 화장실 그냥 사용하기?

 매일 락스 냄새를 맡을래, 그냥 곰팡이 핀 걸 보고 살래? 하고 물으면 저는 곰팡이를 보고 살 거예요.

 진짜 이것도 말이 많은데, 락스는 소금으로 만든다면서요?

 거짓말이에요.

 아니에요?

 소금으로 만든다니까 어떤 생각이 들어요? 전혀 유해하지 않을 것 같죠?

 네. 전혀 유해하지 않을 거 같아요.

 차아염소산 나트륨이라는 물질이 있거든요. 이게 물에 들어가면 마지막에 자연 염소가 살균 작용을 하는 거예요. 제조 과정에 소금 물 형태를 한 번 거쳐가거든요. 그러니까 소금을 가지고 만들었다 는 얘기는 과장된 거지요.

 그렇구나. 사실 락스가 직접적으로 닿는 것도 안 좋지만 청소하고 나서 올라오는 가스가 더 위험하다는 말도 들었어요.

나중에 공기로 올라오는 건 숨쉬다 보면 다 들이마시게 돼 있어요. 그래서 락스 청소할 때는 환기가 중요하다고 하는 거예요.

청소하고 나서 반드시 환기해라?

아예 처음부터 문 열어놓고 해야지요. 그냥 방독면을 쓰거나…. 1차 세계대전 때 처음 독가스가 사용됐어요. 그때 뭐 썼는지 아세요?

염소?

염소 가스예요. 염소는 소독력도 강하지만, 그만큼 치명적이에요. 이게 위험한 게 원액은 마시면 독극물이에요. 그래서 4퍼센트, 5퍼센트로 희석해서 써요. 그런데 그 독한 락스로 매일 청소를 한다? 이건 일단 정신과에 가봐야 해요.

락스 vs. 곰팡이

🦴 살균소독용으로 많이 사용하는 락스는 산화력이 막강해 단백질을 다 분해함. 피부나 눈 등에 직접 닿으면 위험. 몸에 직접 닿지 않아도 기체 상태로 호흡기로 들어가 부작용을 일으킬 수 있음. 실제로 환기 안 되는 곳에서 청소하다가 사망하는 경우도 발생. 락스를 사용할 때는 꼭 주변을 환기시키고 사용 후 찬물로 깨끗이 씻어내야 함!

🦴 곰팡이는 포자에 의해 발현되어서 공기 중을 떠다님. 알레르기 반응, 기관지염, 천식 등 호흡기 질환을 일으킬 수 있음. 당뇨병이나 면역력이 저하된 환자는 폐렴도 생길 수 있음.

정신적으로 온전치 않다?

건강 염려증이 있는 거지. 그걸 왜 매일 해? 한 번 하면 한 달은 괜찮아요.

자주 때 미는 건 어떻게 생각하세요?

미친 짓이다!

근데 한국 사람들은 때 미는 걸 좋아하잖아요.

미친 짓이라는 말이 심하다고 생각할 수도 있지만 달리 표현할 방법이 없어요. 이건 정말 제정신이 아닌 거예요.

묵은 각질을 떼어낸다는 개념으로 보면 안 되는 거예요?

각질은 물고기 비늘하고 똑같은 거예요. 물고기에게서 비늘 몇 장만 떼어보세요. 다 죽어요.

억지로 벗겨내면 안 된다?

비 오는데 집 천장에 기왓장 하나가 약간 금이 간 게 있어서 지저분해 보여요. 곰팡이가 피어서 시퍼렇게 변한 기왓장이 하나 있어요. 더러우니까 떼어내요. 그런 상태에서 비가 오면 어떻게 돼요?

물 샌다?

적어도 때를 밀면서 기분이 좋다는 것까지는 뭐라고 할 수 없죠. 그 사람 기분이니까. 술 먹고 기분 좋으면 좋잖아? 자기 기분 좋은 거 가지고 뭐라고 그럴 순 없어요. 그런데 중요한 건 때를 밀고 난 다음에 나쁜 짓을 했으면서 '어, 시원하다. 피부가 좋아졌다'고 그러는데, 그게 틀렸다는 거예요. 게다가 그건 우리 몸에 나쁜 짓이에요.

원장님이 싫어하실 만한 질문 한번 해보겠습니다. 남의 칫솔 쓰기 대 남의 팬티 입기! 둘 중 무조건 하나는 선택해야 해요! 원장님이라면 그나마 뭐가 더 나을 것 같으세요?

칫솔이죠.

오? 남의 칫솔 쓰기? 사실 저도 칫솔이라고 생각하거든요.

칫솔은 충분히 물로 씻은 뒤 털어서 쓰면 돼요.

아니, 그것도 안 돼요. 남이 쓰고 난 다음에 바로 써야 해요.

그럼 팬티 입는 게 나아요.

아, 진짜요?

남이 쓴 칫솔 vs. 남이 입은 팬티

🦷 칫솔은 항상 젖어 있어서 미생물들이 옮을 수도 있고 충치도 옮길 수 있음. 특히 당뇨병, 고혈압 환자는 세균에 약해서 잇몸 질환이 우려됨! 칫솔은 3~4개월 주기로 교체할 것. 완전히 밀폐된 상태로 보관하면 오히려 더 세균이 증식할 수 있으니 환기가 잘 되게 보관하는 게 좋음.

🩲 분비물이 묻은 팬티는 세균 감염을 일으킬 수 있음. 특히 성병 중 접촉으로 옮는 성병은 옮을 수 있음. 또한 티팬티를 입을 경우, 결장에서 나오는 세균이 끈을 타고 요도를 감염시킬 수 있어 위험하다는 의견도 있음!

왜냐하면 칫솔에는 내가 갖고 있는 세균들이나 이런 게 다 묻을 수 있거든요. 의외로 사람들이 칫솔값을 아껴요. 사소한 건데 아끼더라고요.

희한하지 않아요? 칫솔을 엄청 아끼는 거.

그래서 저는 칫솔을 많이 사다 놔요. 치과에 가는 비용보다 그게 훨씬 싸거든요.

자외선 vs. 전자파 ○ ○ ○ ●

이번엔 지금도 노출되고 있는 겁니다. 자외선 대 전자파! 무엇이 더 유해할까요?

자외선 vs. 전자파

🔖 자외선 중 생체에 해를 끼치는 생화학적 작용을 하는 자외선도 있음. 각막염, 피부 홍반을 일으키고 장시간 노출되면 피부암 위험도 커짐.

🔖 전자파는 전자기장에 의해 공간으로 퍼져 나가는 전자기 에너지를 말함. 휴대폰, TV, 전자레인지 등에서 나오는 전자파에 대해 암을 불러일으킨다, 그다지 상관없다는 의견이 팽팽. 암은 일으키지 않아도 뇌종양의 일종인 신경교종 발생률을 높인다는 주장도 있음. 감마선, 엑스선 등은 인체에 치명적이며 암도 불러일으킴.

화를 내는 사람 vs. 화를 참는 사람

마지막으로 사람의 성격에 관한 이야기를 해볼까 합니다. 매번 화내는 사람과 매번 화를 참는 사람, 어떤 사람이 병에 걸릴 확률이 높을까요?

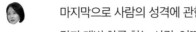

화내기 vs 화 참기

🍃 매일 화를 낸다면 분노조절장애(간헐적 폭발성 장애로 분노를 폭발시키는 행동장애)일 가능성 높음. 호르몬 분비 이상이나 뇌 영역의 기능 이상으로 나타날 수도 있고, 트라우마 등 환경적 요인이 복합적으로 작용.

🍃 반대로 너무 참으면 화병(명치에 뭔가 걸린 느낌으로 신체 증상을 동반한 우울증)을 초래. 우울과 분노를 억누르기 때문에 발생하는 정신질환. 우울감, 불면, 식욕 저하, 피로는 물론 소화불량 증상이 나타남. 갑작스럽게 죽을 것 같은 공포를 느끼거나 숨 쉬는 게 답답하고 가슴이 뛰는 증상도 생김.

이제까지 일상 속에서 접하는 다양한 유해성에 대한 이야기를 나눠봤습니다. 인터넷에 나오는 얘기를 무조건적으로 믿으면 안 되겠네요.

인터넷에 나와 있는 정보라든지 유튜브 방송은 일단 듣고 재미로만 받아들이는 게 좋아요. 99% 필터링하면 돼요.

오늘의 진료평

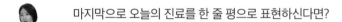

마지막으로 오늘의 진료를 한 줄 평으로 표현하신다면?

들리는 정보를 무조건 믿지 말자! 반드시 크로스 체크하자!

들리는 정보를 무조건 믿지 말자!
반드시 크로스 체크하자!

– 정직청렴 Dr. 일병 –

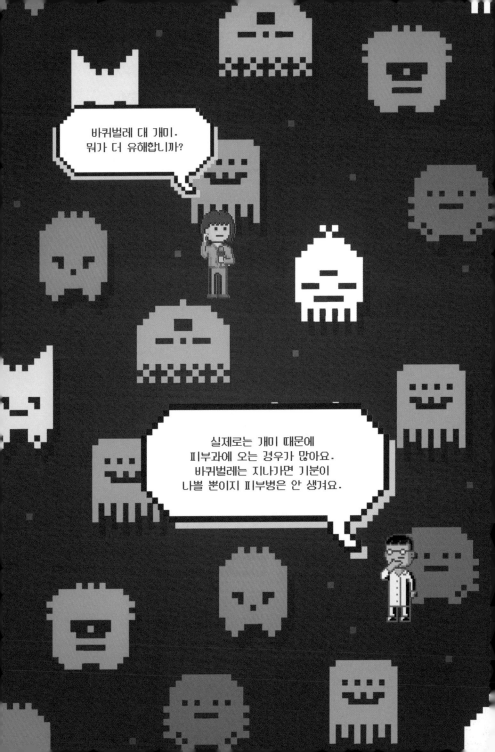

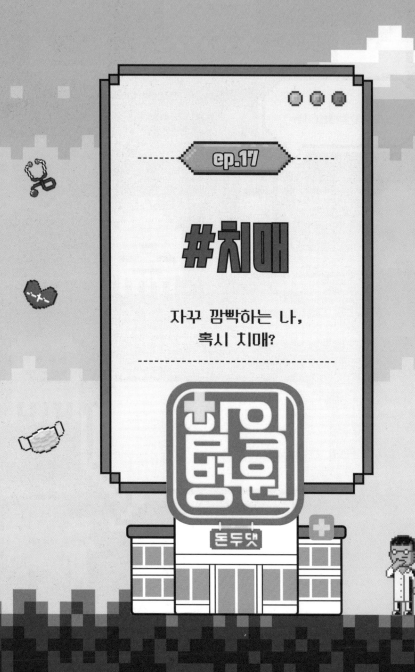

ep.17

#치매

자꾸 깜빡하는 나,
혹시 치매?

일용할병원

돈두댓

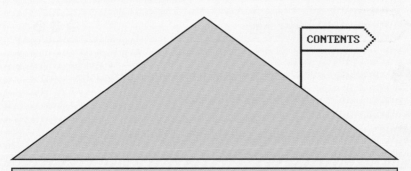

CONTENTS

오늘의 주제: 치매

요즘 왜 이렇게 건망증이 심해지지? 큰일이네, 진짜! 건망증이 너무 심해지면 걱정해봐야 되는 거 아니에요?

나이 들어서 나타나는 자연스러운 과정이에요. 크게 걱정 안 하셔도 될 것 같은데요. 그런데 너무 심하면 치매 걱정을 해봐야지.

치매요? 제 나이에 벌써?

조기 치매도 있거든요. 그런데 이때 그 건망증이 어떤 건지 정도를 따져봐야죠. 예를 들어서 아주 자주 보는 사람인데 이름이 기억나지 않을 때가 있어요. 그거는 건망증. 누구나 있을 수 있는 일이에요.

치매란 무엇인가?

일단 정확하게 치매란 뭔가요?

뇌 기능이 떨어져서 기억력이 상실되는 거죠.

기억력만?

아니요. 기억력 저하가 제일 먼저 나타나고요. 그다음에 언어 능력도 떨어지고, 판단력도 떨어지고, 뇌의 기능이 전반적으로 소실돼가요. 치매에 대해 알아보기 전에 뇌의 구조를 살펴볼까요. 우리 뇌는 크게 3개 층으로 구성돼 있어요. 생명 유지에 제일 기본적인 척수와 연수. 연수는 심장 박동을 지시하고 숨을 쉬게 하지요. 그다음이 소뇌, 중뇌. 이것들은 뭐냐 하면 사랑한다, 좋다, 행복하다 같은 감정을 다뤄요. 그 위에 대뇌피질이 있어요. 이건 기억, 사고, 판단, 언어 등을 다뤄요. 치매는 대뇌피질의 기능이 상실되는 거예요. 조기 치매라고 나이하고는 상관 없이 젊은 나이에 생길 수도 있어요. 나이 들어서 생기는 건 노인성 치매고. 이건 노화 때문일 수도 있고, 유전적 요인도 있을 수 있어요. 어찌 됐든 아직 명확하게 원인을 밝히지는 못했지요. 이걸 다 뭉뚱그려 알츠하이머라고 해요.

뇌 기능 저하로 인한 기억력 상실!

🧑 치매는 다 알츠하이머?

🧑 치매는 증상이에요. 선행되는 사유가 있어서 치매가 오면 이건 2차적인 치매.

🧑 선행되는 사유가 있어서 나타나는 치매에는 어떤 게 있나요?

🧑 뇌혈관 질환. 파킨슨병을 오래 앓아도 치매가 올 수 있어요. 당뇨병, 뇌혈관성 질환 때문에 올 수도 있고요. 알코올도 관련 있지요. 이밖에 다른 소소한 것들이 있으니까 그런 것도 잘 살펴봐야 해요.

🧑 근데 자주 블랙아웃되면 치매 위험이 높아진다는 이야기가 있어요.

🧑 알코올성 치매가 될 가능성이 크죠. 블랙아웃이 되도록 술을 계속 먹는 사람은 한 40살만 되어도 아주 위험해요.

우리가 흔하게 보는 거는 알츠하이머라고 봐야 되겠네요?

 제일 많죠. 한 60~70%가 알츠하이머일 거예요.

치매가 생기는 이유

🦴 뇌 기능 손상을 일으키는 모든 질환이 치매의 원인! 치매의 원인을 세분하면 70여 가지에 이른다. 그중 50~60%를 차지하는 가장 큰 원인이 바로 알츠하이머. 그리고 그다음으로 20~30%를 차지하는 게 뇌혈관성 치매(뇌졸중 등). 나머지는 퇴행성 뇌질환(루이체 치매, 전측두엽 치매, 파킨슨병 치매), 알코올성 치매 등!

치매의 대표적 증상은?

 치매의 대표적인 증상을 한번 살펴보면?

 첫 번째, 최근 기억이 없어져요. 옛날에 살던 집은 기억하는데 이사 간 집을 못 찾는 거예요. 장소를 잊어버리기도 해요. 물건과 이름을 매칭 못 하고, 계산력이 명확하게 떨어져요. 돈을 줘야 할 때와 주지 않아야 될 때도 구별하지 못하지요. 예를 들어, 손 아나운서가 나한테 "원장님, 저 급한데 100만 원만 꿔주세요" 하면 당연히 꿔줄 수 있잖아. 근데 지나가는 아줌마가 "나한테 100만 원만 꿔주세요" 하는데 꿔준다. 그럼 치매 증상이죠.

 그런 경우도 생기는군요.

치매의 대표적 증상

❶ 기억력 저하
특정 물건에 대한 정보나 일어났던 일들을 기억하지 못함.
물건을 둔 곳을 기억하지 못하고 심하면 사람도 기억 못 함.

❷ 언어 장애
물건의 이름이 떠오르지 않는 '명칭 실어증'이 가장 흔한 증상. 같은 이야기
를 반복한다거나 문장을 완성하지 못하고 횡설수설함.

❸ 시공간 파악 능력 저하
시간 개념이 흐려지고 길을 잃고 헤매는 경우 발생. 심해지면 운전을 못 하
거나 집을 찾지 못함.

❹ 계산 능력 저하
계산 실수가 생기고 돈 관리에 어려움을 겪음.

❺ 성격과 감정의 변화
성격이 매우 꼼꼼하던 사람이 대충대충 일을 처리한다거나, 의욕적이던 사
람이 매사에 무관심해지기도 함. 공포, 초조, 슬픔, 분노, 불안을 심하게 느
낌. 우울증이나 수면장애, 반대로 불면증이 동반되는 경우도 많음.

 판단력이 정확하지 않은 거죠. 성격도 변합니다.

 성격도 변해요?

 예, 오르락내리락하지요. 아침에는 "너무 예뻐" 그랬다가 저녁 때
는 "이놈의 새끼" 하며 역정을 내요.

치매 치료법은?

🧑‍🦰 자신이 치매인지 아닌지 판단할 수 있는 진단 기준이 있나요?

🧑 신경과에 가야 해요.

🧑‍🦰 그거 말고는 없어요?

🧑 본인은 모르죠. 내가 오늘 낮에는 예쁘다고 그러고 돌아서서 막 딴 소리 하는 걸 이렇게 기억해, 치매인데…. 모른단 말이에요. 제일 좋은 건 나이 든 어른이, 본인이 인정하는 거예요. 자신이 그럴 수 있다는 걸 스스로 인정하면 만사가 쉬워지지요. 무엇보다 주변 사람들이, 가족들이 정확하게 봐야 해요.

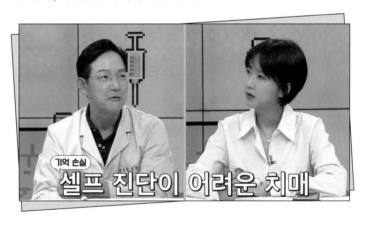

🧑‍🦰 혹시 수술로 낫거나 좋아질 수 있나요?

🧑 혈관성 치매는 호전되기도 해요. 특정 부위의 혈류에 문제가 생겨서 오는 치매라면, 조기 치료로 치매를 막을 수 있어요. 하지만 이

미 진행된 치매는 되돌리지 못해요. 뇌는 한번 손상되면 되돌리기가 굉장히 어려워요. 손상된 부위를 보상하기 위해 반대쪽 뇌 기능을 활성화시켜서 적응하는 거죠. 그래서 알츠하이머가 치료하기 힘든 거예요.

알츠하이머로 인한 치매는 불치병으로 분류되나요?

진행을 늦출 수 있게끔 여러 가지 노력들을 해요. 혈류를 개선시키는 약들이라든지, 뇌세포 기능을 되살리는 바이오케미컬, 브레인 케미컬을 활성화시키는 물질들을 투여해서 진행을 늦춰요. 무엇보다 가족력이 있으면 빨리빨리 검사해서 조기 진단하는 게 중요하다!

하긴 생각해보면 온몸이 다 늙어가는데 뇌라고 왜 안 늙겠어요?

더 빨리 늙으니까 문제인 거죠. 뇌 수명과 신체 수명이 일치하면 별일 없죠.

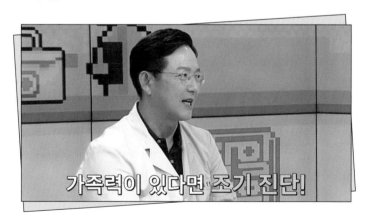

가족력이 있다면 조기 진단!

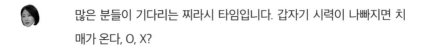

치매에 대한 진실 혹은 거짓

많은 분들이 기다리는 찌라시 타임입니다. 갑자기 시력이 나빠지면 치매가 온다, O, X?

O. 맞다고 생각해요. 근데 시력이 갑자기 나빠져서 치매가 오는 건지, 치매 때문에 뇌 손상으로 인해서 시력이 나빠지는 건지 선후 관계를 말하기가 곤란해요. 말초신경 중 제일 굵은 게 시신경이에 요. 자기 새끼손가락 굵기가 시신경의 굵기라고 생각하면 돼요. 사 실 우리 정보 처리량의 90%를 눈이 담당하잖아요. 그래서 되게 굵 어요. 이게 바로 뇌로 들어가요. 어떤 느낌을 통해 이뤄지는 신경 의 감각들은 척수를 통해 뇌로 올라가잖아요. 그런데 시신경은 바 로 들어가요. 그러니까 알츠하이머로 인한 변화가 시신경의 변화 와 거의 동시에 진행될 수 있죠. 특히 황반변성이 있는 분들…. 당 뇨가 있으면 망막의 변성이 생기잖아요. 변성이 생겨서 시신경이 정보를 전달하지 못하니까 앞을 못 보게 되거든요. 백내장, 녹내장 과 알츠하이머가 연관 있다는 보고도 있는데, 그거는 사례에 따라 직선 관계로 연결시키기는 좀 그렇고…. 아무튼 녹내장이나 백내 장같이 시력에 문제 있는 분들이 알츠하이머 빈도가 좀 더 높은 경 향은 있어요.

그리고 이거 되게 신기하더라고요. 귓불에 주름이 생기면 치매를 의심 해봐야 된다?

논문도 나온 게 있어요.

너무 신기하더라고요. 이거 무슨 내용이죠?

귓불에 주름이 있는 경우, MRI를 찍었더니 대뇌피질의 퇴행성 변화가 보통보다 높게 나타나더래요.

아무것도 없다가 갑자기 주름이 생긴 분들은 의심해볼 만한 일이네요.

귓불에 주름 생길 정도면 나이가 굉장히 많으신 분들이에요.

그다음입니다. 헤르페스에 감염된 경우, 치매에 걸릴 확률이 높아진다, O, X?

X. 우리나라 국민의 90%가 헤르페스에 감염돼 있다고 했잖아요. 게다가 헤르페스는 나이가 들수록 계속 더 많이 걸리죠. 일 년에 한두 번은 재발되니까. 젊은 사람보다는 나이 많은 사람들한테서 아밀로이드가 더 많이 생기는데, 이게 꼭 헤르페스랑 관련 있는 건가 의심해볼 수도 있어요. 헤르페스균은 신경으로 들어가거든요. 신경을 갉아먹어요. 신경 쪽에 기생해서 살기 때문에 신경의 아밀로이드 축적에 연관될 수 있다, 그 정도.

이거는 연관성이 확실히 있다고 봅니다. 우울증을 앓은 경험이 있으면 치매에 걸릴 가능성이 2~3배 이상 높아진다. 계속 우울한 상태다 보니 치매가 쉽게 오지 않을까요?

X. 치매 증상으로 우울증도 나타나요. 그런데 우울한 상태가 계속되면 그게 뇌에 좋을까요? 당연히 안 좋겠지.

우울증을 앓았던 경험이 있거나 병원에 다녔던 분들은 조심한다거나 노력해야 될 게 있을까요?

치료 받으세요. 좋은 정신과 선생님이 처방하는 약을 잘 드세요. 그런데 사람들이 정신과 가는 걸 왜 그렇게 싫어하는지 모르겠어요. 나는 정말 이해가 안 가요.

그래도 저는 옛날보다는 많이 좋아졌다고 느껴요.

정신과, 마음 편히 가셔도 돼요. 피부가 가렵다! 지금 여기 벌레 물려서 가렵다! 어디 가면 돼? 피부과에 오시면 돼요. 우울한 감이 계속된다. 그럼 정신과에 가시면 되지요.

치매 환자는 공격적인 성향으로 변한다, O, X?

치매는 두 종류가 있어요. 착한 치매, 공격적인 치매. 더 얌전해지고 그냥 조용하게 있는 분들도 있어요.

그거는 성격에 따른 건가요, 아니면…?

본래 성격하고 연관이 크다는 보고가 훨씬 많은데, 이렇게 생각하시면 돼요. 우리 뇌에 화를 내려는 부분, 그런 신경 호르몬과 부분

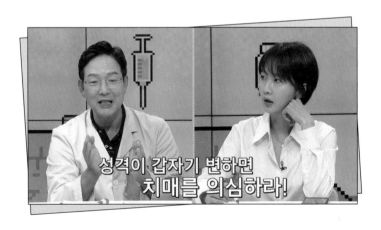

이 있고 참으려고 생각하는 부분이 있다고 가정하면, 화를 내는 부분에 치매가 와서 망가지기 시작하면 이 사람의 성격이 변하면서 조용해지겠죠. 그래서 성격이 갑자기 변하면 치매를 의심해봐야 된다는 얘기가 나오는 거예요.

치매 예방법 ○○●

원장님이 추천하는 치매 예방법이 있다면?

일단 병이 있나 없나, 가족력이 있나 확인해보고, 의심이 가면 빨리 검사 받으세요. 그리고 활발하게 움직이자!

움직여라

운동?

뇌를 움직일 수 있는 방법이 뭐가 있겠어요?

공부!

네, 공부. 공부하는 거예요. 나이 드신 분들한테 하고 싶은 이야기가 있어요. 수학 공부하세요.

학교 다닐 때도 못했는데…

시험 보는 거 아니잖아요. 남는 게 시간인데…. 좀 어렵다 싶으면 중학교 수학부터!

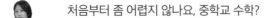 처음부터 좀 어렵지 않나요, 중학교 수학?

그러니까 머리에서 뜨끈뜨끈, 열이 나게 해야 돼요. 머리를 돌리자고. 그게 운동이잖아요. 어떤 분들은 "난 TV도 보고 영화도 보는데"라고 말해요. 그런데 TV나 영화는 뇌 기능에 도움이 안 돼요. 눈만 피곤해요. 뇌를 열심히 돌리려면 하기 싫은 공부를 해야 돼요. 그리고 또 심장이 건강해야 되고, 뇌 혈류 질환을 막아야 되고, 당뇨를 예방하려면, 뭐 해야 돼요?

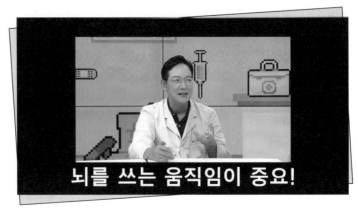

뇌를 쓰는 움직임이 중요!

운동!

정말 운동해야 돼요.

춤이 그렇게 치매 예방에 좋다는데…?

막춤 말고 스포츠 댄스 배우러 가보세요. 진짜 머리에 쥐가 나요. 스텝을 외워야 되는데 머리 따로 몸 따로….

해보셨나 봐요, 원장님?

해봤죠. 이건 또 복습해야 돼요. 안 그러면 잊어버려요. 평소에 쓰는 스텝이 아니잖아.

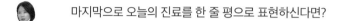

오늘의 진료평

마지막으로 오늘의 진료를 한 줄 평으로 표현하신다면?

치매는 가족이 괴로운 병! 몸 관리 잘해서 모두 행복해지자.

> 치매는 가족이 괴로운 병!
> 몸 관리 잘해서 모두 행복해지자!
>
> – 완투완투 Dr. 익병 –

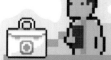

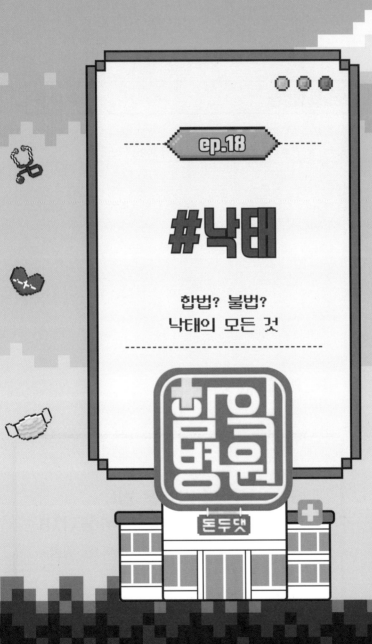

ep.18

#낙태

합법? 불법?
낙태의 모든 것

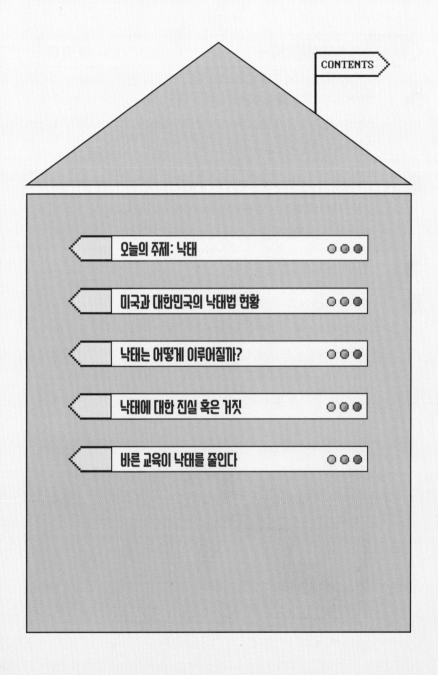

미국에서 낙태권 폐지 때문에 난리가 났네요. 한국에서도 낙태권에 대한 말이 많이 나오고 있습니다. 이에 대해 얘기해보려고 해요. 일단 낙태에 대해서 정확하게 설명해주신다면?

아이를 임신하면 배아, 태아로 구별하거든요. 8주가 지나면 배아에서 태아로 명칭이 바뀌어요. 15주 전후 인공적으로 태아를 자궁 밖으로 들어내는 일을 낙태라고 합니다.

인공유산도 종류가 나뉘나 봐요.

치료 목적으로 하는 치료 유산이 있고 선택 유산이 있죠. 치료 유산에 대해서는 미국이든 한국이든 관련 법이 없어요. 대개 임신을 지속하면 산모가 위험하다, 아이를 낳으면 엄마가 완전히 죽을 상황이다, 아니면 치명적인 근친상간이나 강간 같은 경우가 해당되지요. 이런 경우 무작정 애를 낳으라고 하면 그 아이를 키우는 엄마는

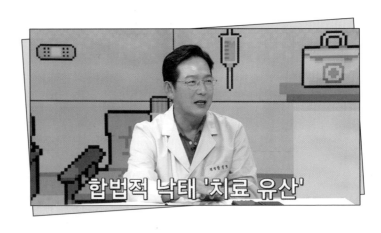

합법적 낙태 '치료 유산'

평생 뭐가 되겠어요? 아이가 출생하면 엄마는 인생이 거의 망가지는 그런 상황이죠. 이런 상황을 우리는 치료 목적의 유산이라고 해요. 낙태와 관련해서는 태아를 언제부터 생명체로 인정할 거냐 하는 문제가 제기돼요. 이게 종교마다 다르고, 의학계마다 조금씩 차이가 있어요. 정자와 난자가 결합해서 배아가 분열되기 시작해요. 하나였던 수정란의 세포 수가 2개가 되고, 4개가 되고, 8개가 되고… 이렇게 기하급수적으로 늘어나요. 그러다가 8주가 되면 심장이 뛰어요. 골격이 형성되는 것은 13주에서 15주 사이예요.

뇌는요?

뇌는 그보다 좀 더 지나서 한 14~15주쯤 돼야 해요.

그래서 15주구나.

가톨릭 같은 경우에는 8주. 심장이 생기면 사람이 됐다고 보죠.

미국과 대한민국의 낙태법 현황

그런데 왜 갑자기 이런 논란이 왜 생긴 건가요?

미국은 1973년 연방대법원에서 낙태에 관한 권한은 여성이 결정할 수 있다고 규정했어요. 그래서 지금까지는 낙태에 관한 권리를 여성이 갖고 있는 상황이었는데, 미시시피주에서 주법으로 임신 15주 이후에는 절대로 낙태할 수 없다, 어떤 사연으로도 낙태할 수 없다는 법을 만들었어요. 이 법이 연방법에 위배된다며 연방법원으로 끌고 갔죠. 연방대법원은 낙태에 대해선 각 주에서 알아서 결정해라, 미시시피주법은 연방법을 위배하지는 않는다, 라고 판례를 내렸고요.

미국 50개 주 중 26개 주 정도가 앞으로 낙태를 금지하거나 제한할 것으로 보인다는데….

미시시피주가 제시한 15주는 제가 볼 때 꽤 합리적인 기준이에요. 그 무렵이면 골격이 다 만들어지고 청각이 열려요. 그러니까 밖에서 소리를 내면 그걸 인지하지요. 우리가 말하는 태교가 가능해지는 시기예요. 이 정도면 당연히 생명으로 봐야 하지 않을까요. 8주 정도는 본인이 임신한 걸 모를 수도 있어요. 알고 보니 9주야. 그렇다고 못 하게 하면 그건 하지 말라는 얘기하고 똑같은 거죠. 15주면 모르는 게 어려워요. 그러니까 여성이 임신을 했고, 이 임신을 지속해서 아이를 출산해 키울 건지 말건지 주도적으로 판단할 수 있는 시기의 마지막 시점은 15주 정도면 충분하다고 봐요. 20주가 넘어가면 절대 안 되고요.

그 마지노선이 임신 15주!

어쨌든 피치 못할 경우가 생길 수도 있잖아요.

그러면 주를 옮겨야죠. 실제로 그런 사례도 있어요.

우리나라는 지금 어떤 상황인가요?

예전에는 낙태가 무조건 불법이었어요.

그랬던 걸로 기억해요.

그런데 2019년 4월 헌법재판소에서 7 대 2로 낙태를 금지한 이 법이 헌법에 위배된다는 굉장히 진보적인 판결을 내렸어요. 법을 빨리 개정해서 2021년부터는 헌법 정신에 맞는 모자보건법과 낙태법에 대한 법을 만들려고 그랬는데 이뤄지지 않았어요.

아직도 해결 안 됐어요?

법이 없어요. 쉽게 말하면 우리나라는 무법천지입니다.

불법도 아니고 합법도 아니고?

옛날 법을 적용하면 그건 무조건 위헌이니까 적용할 수도 없고, 새로운 법을 적용하려니까 법이 없고….

그러면 병원에서 그냥 각자 알아서 하고 있는 상황이겠네요.

헌법재판소의 의견대로 하는 곳도 있고, 옛날 법률대로 하는 곳도 있고….

낙태는 어떻게 이루어질까?

그럼 이번에는 유산하는 방법들을 알아볼까요? 우리나라에선 되게 생소한데, 약을 먹어서 유산하는 방법이 있나 봐요?

임신 초기에, 그러니까 착상하지 못하게 하는 호르몬제라든지 착상됐더라도 자궁을 빨리 수축시켜버려서 자리를 못 잡게 해 유산

되게 하는 그런 약들이 있어요. 심지어 항암제로 쓰는 약들도 쓸 수 있죠.

실제로 그런 걸 쓰나요?

우리나라에는 다 불법이니까 안 하는데, 꽤 부작용이 없어요.

근데 왜 우리나라에서는 불법이죠?

유산 목적이 아니라 임신 예방 목적으로 쓰일 개연성이 상당히 큰 약물이기 때문이죠. 식품의약품안전처에서 승인을 안 해줘요.

임신 초기에 기형아 검사를 하잖아요. 만약에 기형아라면 치료 유산을 할 수 있는 건가요?

아니, 그건 엄마랑은 상관없어요.

이것도 상관없어요?

선택 유산이에요. 법이 좀 잘못된 것 같아요.

이건 좀 잘못된 것 같다.

의학은 날로 발달하는데 법은 뒤따라오잖아요. 선천성 기형이 배 안에서 확인됐어요. 심장 판막에 이상이 있다. 이거는 태내에서도 수술 가능하고 건강하게 살 수 있으니까 상관없지요. 유전자 염색체 이상이어서 다운증후군이라도 꽤 건강하게 멀쩡히 사는 사람도 있어요.

그런 분들도 있고, 또 아닌 분들도 있고….

아주 심한 경우도 있어요. 그런데도 이게 치료 유산이 아니에요. 기준이 참 애매하죠.

그러네요. 그럼 인공유산은 어떤 방법이 있어요?

약물적 방법과 수술적 방법이 있는데, 앞서 말한 대로 우리나라에선 약물적 방법으로 인공유산하는 건 불법이에요!

임신 초기엔 수술보다 약물을 사용하는 게 더 안전한데, 우리나라에선 왜 불법인가요?

약을 사용할 수 없는 케이스들이 있어요. 산모에게 알레르기 반응이 있거나 빈혈, 응고 장애, 심장 질환이 있으면 못 써요.

임신한 10대들이 SNS나 해외 사이트를 통해 먹는 낙태약 미프진을 불법 구입해 복용한다더라고요. 이건 굉장히 위험한 거죠?

의사의 처방전 없이 먹는 건 위험해요. 이 약을 복용하고 과다 출

인공유산을 유도하는 약물의 종류

❶ **미소프로스톨** : 자궁 수축을 유발하는 약제.

❷ **미페프리스톤** : 프로게스테론이 임신 유지를 돕는데 이 약이 항프로게스테론 역할을 해 임신 유지를 어렵게 만든다.

❸ **메토트렉세이트** : 항암제로 많이 사용하는데 영양 막을 감소시켜 임신을 종결시킴.

혈로 병원에 오는 경우도 있어요. 그리고 중국산 가짜 미프진이 그렇게 많다더라고요.

이런 약을 먹는다고 해서 무조건 인공유산되는 것도 아니라면서요?

초기엔 유산할 확률이 높지만 10~12주 넘어가면 잘 안 돼요.

우리나라에서 현재 합법적으로 진행되는 수술, 낙태 수술은 어떤 것들이 있나요?

낙태 수술은 우리가 흔히 말하는 자궁소파술(dilatation and curettage, D&C)이에요. 자궁경부는 꽉 조인 상태거든요. 우선 이걸 늘려서 큐렛을 집어넣은 뒤 긁어내는 거죠. 또 D&E(dilatation and evacuation)라고 있어요. 하여튼 자궁경부는 무조건 열어야 돼요. 그래야 기구를 넣을 수 있으니까. 그다음에 이베큐에이션(evacuation), 빨아내는 거죠. 완벽하게 하려면 D&C가 좋아요. 잔존물이 남아 있으면 질 출혈이 계속되고 부작용이 생기는 등 여성 건강에 좋지 않거든요. 20주, 23주 정도 됐을 때 무리해서 수술한다면 다일러테이션 앤 엠퓨테이션 앤 큐리타이즈(dilatation and amputation and curettage)예요. 쉽게 말해 잘라야 돼요.

크니까….

말이 안 되는 얘기예요. 그러니까 여성의 건강을 위해서라도 하려면 빨리 해야 돼요.

원장님 얘기를 듣고 나니까 조금 이해돼요. 저도 처음에는 왜 이렇게 시대를 역행하는 결과가 나왔을까 생각했거든요.

부정적인 프레임을 만들어서 그런 거지 저는 대법원의 판결이 후퇴했다고 생각하지 않아요.

그럼 20주 가까이 되거나 넘은 아이들은 어떻게 수술하나요?

태아가 14주 넘어가면 수술 안 해준다는 곳이 많아요. 왜냐하면 20주 다 된 아이들은 출산하는 것과 거의 같은 방법으로 유산을 유도해야 하기 때문에….

혹시 수술하다가 부작용이 생길 수도 있나요?

자궁천공, 감염, 태아의 뼈에 자궁경부가 손상되어 드물지만 자궁 적출을 해야 하는 경우도 있어요. 잔류 조직이 남아 계속 출혈이 되는 경우도 있고.

낙태에 대한 진실 혹은 거짓

많은 분들이 기다리는 찌라시 타임 가보겠습니다. 미성년자는 보호자 없이 낙태 수술을 할 수 없다, O, X?

X. 미성년자라 해도 원치 않은 임신을 했는데 너는 보호자가 없으니까 무조건 아기를 낳아라? 이건 말이 안 되죠.

안 되죠.

정말 보호자가 없는 경우도 있잖아요. 그러면 법정 대리인, 보건소, 공공 의료기관 전문가들이 대리인 역할을 할 수는 있어요.

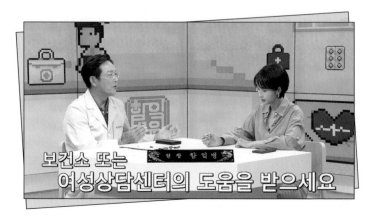

보건소 또는
여성상담센터의 도움을 받으세요

태아는 낙태해도 고통을 느끼지 못한다, O, X?

이게 낙태에 대한 시점이 달라지는 기준이에요. 청각이 열리는 시기가 13~14주쯤이에요.

그러면 그때부터는 감각을 다 감지한다고 보는 건가요?

청각과 고통은 느낀다는 거죠. 그래서 애 생기고 나면 나쁜 생각하지 마라, 나쁜 말도 하지 마라, 듣지도 마라… 그러잖아요.

낙태하면 불임이 될 수도 있다, O, X?

O. 잘해서 정말 태아가 자리 잡은 부분만 싹 긁어내면 상관없는데, 자궁 내막에 재생층까지 긁어내게 되면 자궁 내막이 다시 생겨나지 않아요. 그럼 애가 자리 잡을 데가 없어지지요. 또 인공유산 과정에서 감염될 수도 있어요. 나팔관에서 난자가 들어와 자궁에 착상되잖아요. 염증이 생기면 나팔관 입구 쪽이 막혀버리죠. 그럼 난자가 못 들어와요. 불임이 될 수밖에 없죠.

낙태 후 바로 임신하면 건강하지 못한 아이를 갖는다, O, X?

대부분 수술 후 4~8주 이내 첫 생리를 시작하며 자궁이 정상적인 상태로 돌아가요. 2~3개월 이후에는 임신해도 무방하다고 봐요.

임산부가 원치 않는 임신을 하면 배가 많이 부풀어 오르지 않는다, O, X?

O. 임신 거부증이라는 게 있어요. 애가 생겼는데 아기가 웅크리고 있어서 울룩불룩 자라는 게 아니라 서서 커요. 엄마가 자신을 거부하는데 표시 나면 안 되잖아. 그래서 애가 길게 자라요. 애도 살아야 될 거 아니야. 모든 생명은 생존 본능을 지니고 있어요. 임신 거부증의 아주 극단적인 경우로 출산 망각이라는 병도 있어요. 아이를 낳고도 안 낳았다고 생각하는 거예요. 왜 구미에서 엄마가 애를 낳고는 딸한테 키우게 한 사건이 있었죠?

아, 네네.

유전자 감식을 했는데 엄마가 낳았을 확률이 99.999%예요. 그런데도 그 엄마는 지금도 아니라고 그래요. 이 사람이 거짓말하는 게 아니라 출산했다는 사실을 머릿속에서 지워버린 거예요. 출산 기억 망각증이죠.

낙태 후 유의 사항이 있을까요?

자궁에 물이 들어가는 상황을 조심해야 돼요. 그래서 목욕탕에 가거나 성관계를 갖는 것은 최소 2~4주 이후에 해야 돼요. 그렇지 않으면 감염의 위험이 있습니다.

낙태, 원장님은 어떤 생각을 갖고 계신가요?

중학생쯤 되면 교육할 필요가 있다고 봐요. 그것도 아주 사실적으로 가르쳐야 합니다. 남학생들한테는 책임과 성병에 대한 문제, 여학생들한테는 임신과 성병에 관한 문제를 가르쳐야 돼요. 안 좋은 것도 애들이 왜 안 좋은지 이해하지 못하면 받아들이지 않거든요. 요즘 애들은 말 안 듣잖아요. 하지만 이해하면 말을 들어요. 그래서 잘 가르쳐야 되는데, 우리는 성에 관해 얘기하는 것 자체를 기피하지요.

이렇게 시대가 많이 바뀌었는데도 성교육은 굉장히 미진한 것 같아요.

임신하면 유산을 어떻게 할 거냐 아니라, 10대들이 성관계하는 경우가 있다는 걸 받아들이고 거기에 맞는 교육이 행해져서 원치 않는 임신이 생기지 않도록 하는 게 중요합니다.

맞습니다.

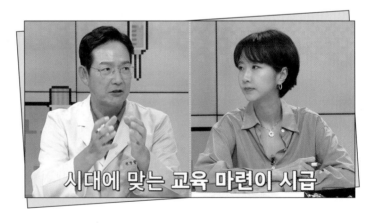

시대에 맞는 교육 마련이 시급

오늘의 진료평

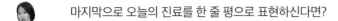 마지막으로 오늘의 진료를 한 줄 평으로 표현하신다면?

성교육과 피임은 빠르면 빠를수록 좋다!

성교육과 피임은
　　　빠르면 빠를수록 좋다!

- 기호1번 Dr. 익병 -

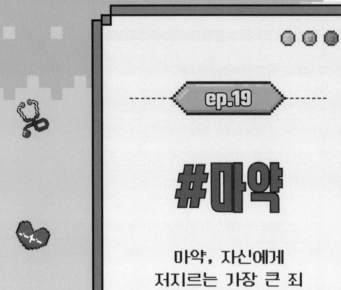

ep.19

#마약

마약, 자신에게
저지르는 가장 큰 죄

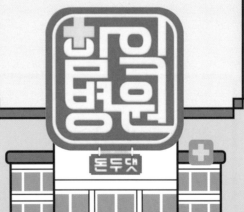

돈두댓

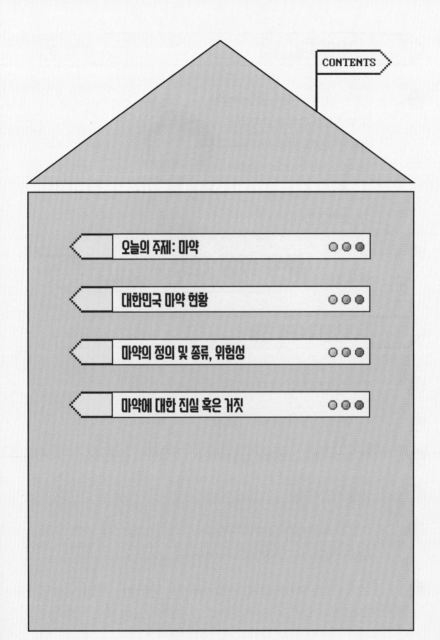

CONTENTS

10~20대 마약사범이 엄청 늘었어요. 대검찰청 마약 동향 자료에 따르면, 작년에 비해 거의 2배 가까이 늘었다고 해요. 그래서 오늘은 마약에 대해 얘기해보려고 합니다.

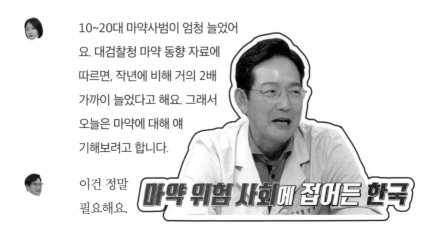

이건 정말 필요해요.

마약 위험 사회에 접어든 한국

대한민국 마약 현황 ○ ○ ○

암암리에 정말 많이 한대요. 교육이 시급합니다.

어른들이 잘못 가르쳐서 그래요.

역시 모든 것은 교육에서 시작된다!

어른 책임이에요.

이런 말 들어보셨나요. 마약떡볶이, 마약김밥, 코카인 댄스. 이런 말 때문에 마약이 너무 익숙하게 느껴지거든요.

이렇게 아무렇지도 않게 생각하게 되는 게 정말 문제예요. 중학생쯤 되면 마약이나 담배에 대해서 부모가 가르쳐야 돼요. 저희 아이가 중학교 졸업하고 고등학교 올라갈 때 유학을 보냈거든요. 그때 아빠랑 두 가지만 약속하자고 했어요. 1번 담배 피우지 마. 2번 마약도 절대 하지 마. 아이 눈이 땡글해지는 거예요. 자기는 들어보지도 못한 얘기인 거야. 그걸 왜 하느냐는 거예요.

우리나라에서는 일반적으로 접할 수 없는 일이죠.

선진국이 그런 나쁜 것들도 우리보다 10년은 앞서가잖아요. 그런데 유학 간 뒤 우리 아이가 정말 마약하는 애들이 많더라고 하는 거예요. 그래서 "아, 아버지가 이래서 그런 말씀을 하셨구나" 생각했대요.

요새 SNS나 메신저를 통해 온라인 거래가 이뤄지고 있대요. 10~20대 마약사범이 급증한 원인이 여기에 있다고 하더라고요. 실제로 지난해 5월 마약성 진통제인 펜타닐 패치를 병원에서 처방받은 뒤 온라인으로 유통한 10대 42명이 무더기로 검거됐고, 6월에는 식욕억제제 디에타민을 불법 유통한 중고등학생 46명이 입건되기도 했지요.

마약의 정의 및 종류, 위험성

원장님, 그런데 마약이 정확히 뭔가요?

일반적으로 우리가 흔히 마약이라고 총칭하는 것의 정확한 명칭은 마약류예요. 마약은 마약류의 한 종류예요. 마약류는 중추신경계에 작용해 진통, 마취, 혹은 각성 효과를 나타내고 오용하거나 남용할 경우 인체에 심각한 위해가 있다고 인정된 약물들을 말합니다.

마약류의 종류가 굉장히 다양하더라고요.

그렇죠. 거기에다가 우리나라는 마약의 범위가 좀 넓어요. 예를 들면 우리가 말하는 마약, 마약류는 세 가지가 있어요. 마약이 있고 향정신성 의약품. 이게 많아요. 그러니까 정신을 조정하는 약이지요.

대마는 마약에 들어가지 않는군요?

별도예요.

근데 보통 이것도 다 마약이라고 하지 않나요?

그건 마약류에 들어가요. 마약은 뭐냐면 모르핀, 헤로인, 코카인 뭐이런 거 있잖아요. 그런 것들이 마약이고, 향정신성 의약품은 약으로 쓰는 거예요. 우울증을 치료하려고 먹는 약인데, 그걸 그냥 환각

마약류의 종류

❶ **마약**
천연 마약 : 아편, 모르핀, 코데인, 헤로인, 코카인 등.
합성 마약 : 페티딘, 메사돈 등.

❷ **향정신성 의약품**
환각제 : LSD, MDMA, 메스칼린 등.
각성제 : 메스암페타민, 야바 등.
중추신경 억제제 : 바르비탈류, 벤조디아제핀계 등.

❸ **대마**
대마초, 대마수지, 대마오일 등.

제로 쓰는 거죠. 멀쩡한 사람이 고용량을 복용하는 거예요. 대마 이파리나 대마 꽃봉오리에는 두 가지 성분이 있어요. THC라는 성분이 들어 있는 게 있고, CBD라는 물질이 들어 있는 경우도 있어요. 대마의 주성분은 카나비놀이에요. THC는 테트라 하이드로 카나비놀(tetrahydrocannabinol). 이건 환각 작용이 있어요. CBD는 칸나비디올(cannabidiol), 이건 아주 좋은 치료제예요. 만성 통증이 있는 사람에게 진통제보다 부작용이 적고 효과가 더 좋아요.

그런데 이걸 정제해서 쓸 수 있지 않나요?

정제해서 CBD만 써야 되는데 이게 또 대마 성분이니 대마초를 허용해도 되지 않느냐는 얘기가 나오는 거예요. 그러니까 한 면만 보는 거지요.

근데 우리나라에선 안 되죠?

써요. 의학계에선 써요. 이 성분을 쓰죠. 그런데 이것 때문에 대마초가 합법화되는 건 곤란하다고 생각해요. 태국이 대마를 합법화했어요. 태국 좋아하는 사람들, 많잖아요. 근데 코로나도 풀렸어. 그동안 못 갔던 여행을 가서 모르고 먹었다가 우리나라에 들어오면 걸리는 거예요. 내 뜻과는 상관없이 마약사범이 될 수 있어요.

꼭 알고 있어야겠네요.

태국에 여행 가면 요리 메뉴판에 파란 단풍잎 같은 표시가 딱 돼 있어요. 그런 표시가 있거나, 요리에 그런 게 붙어 있거나, 마리화나라는 표시가 있으면 피해야 돼요.

<ep.19/마약/>

예전에는 불량 청소년들이 본드를 불기도 했잖아요. 본드도 마약류로 분류되나요?

본드와 부탄가스 등은 법상으로 마약류로 분류되지 않으나 코나 입으로 흡입하면 환각 증상이 일어나요. 이렇게 본래 용도가 아닌 용도로 이용하면 화학물질 관리법 위반으로 처벌받아요. 본드는 뇌에 직접적인 타격을 줘서 굉장히 위험하고 사망 위험도 커요.

그럼 본드는 어디 들어가나요?

그거는 마약류에는 들어가지 않아요.

아, 그래요?

본드에 포함된 여러 가지 휘발성 물질들이 환각 작용을 유발하는 거죠. 그냥 유해 화공 물품이에요.

어쨌든 본드를 흡입하면 화학물질 관리법 위반으로 처벌받는다고 하네요

처벌받는데 이게 형량이 얼마나 되겠냐고요? 그러니까 이런 걸 탐닉하지 않게끔 부모가 교육을 잘해야 돼요. 다시 한 번 강조하지만, 가르치는 수밖에 없어요.

이거 어떻게 가르치죠?

얘기해야죠.

설명해서 되면 괜찮은데 또 설명만으로는 안 되는 애들이 있거든요.

부모의 마음은 어때야 되냐. 인디언 기후제 같아야 해요. 인디언이

기후제를 지내면 반드시 비가 온대요. 왜 그런가 하면 비 내릴 때까지 기우제를 지내거든요. 우리도 애가 바뀔 때까지 말해야 해요. 우리나라에서 마약 사용이 늘어나는 걸 절대로 가볍게 생각해서는 안 돼요. 우리가 죽고 난 다음에 젊은 세대들이 "LSD 정도는 어때! 마리화나 정도는 할 수 있는 거지" 이러기 시작하면 나라가 힘이 빠지는 거예요.

마약을 하면 왜 기분이 좋아지는지 원리를 알 수 있을까요.

뇌 화학물질을 흔드는 거죠. 마약에 취하면 도파민이 많이 나와요. 그래서 환각에 빠지는 거죠.

정신이 풀리게 하는 것도 있고, 각성시키는 것도 있고, 부추기는 것도 있지요.

그런 성분들이 유입되면 대뇌 중추에 변화가 생기면서 흥분 중추가 자극돼 기분이 좋아져요.

그것도 사람마다 다를 것 같아요.

술 먹었을 때 머리 아프고 기분 나쁜 사람이 있고, 좋아지는 사람이 있지요? 다 똑같아요. 담배 피우고 나면 머리 아프고 골치 아픈 사람이 있고, 기분 좋은 사람이 있어요. 어찌 됐건 하지 마세요. 마약하고 나면, 무엇보다 심각한 게 후유증이 있어요. 그만하고 딱 끊었어요. 그렇게 끝나면 상관없는데, 그때부터 이제 힘이 없어지니 사람들이 점점 더 찾게 되는 거예요. 왜? 그거 했을 때 너무 좋았거든. 금단 증상이 생기는 거지요.

마약은 의료용으로도 쓰이잖아요? 이건 다른 건가요?

같아요. 의료용 마약은 중추신경계의 아편유사제 수용체에 작용하며 통증 자극을 전달하는 신경전달물질의 분비를 억제해 진통 효과가 있어요.

말기 암 환자가 통증을 없애려고 마약으로 지정된 진통제를 복용하는 것은 법적으로 아무런 문제가 없는 거죠?

처방전을 받아 의료 목적으로 복용하는 것은 문제없습니다.

멀쩡한 사람이 마약을 했을 때 대표적인 부작용들에는 어떤 게 있나요?

피부과에 이런 사람들이 꽤 와요. 여기저기 가렵다고 하지요. 약이 끊어지면 벌레가 기어다니는 것 같다고 해요. 여기저기서 땀도 막나고. 정신과적 증상으로 나타나는 것은 잠이 너무 많이 오거나 아예 잠이 안 오기도 해요. 약이 끊어졌으니까 당연히 머리 아프고, 어지럽지요. 이런 증상들이 다 나타나요. 심해지면 환각도 나타나요. 헛것이 보이는 거예요.

마약은 거의 대부분의 나라에서 처벌을 받잖아요. 어떤 처벌을 받을까요?

제일 심한 나라는 중국이에요. 사형.

사우디아라비아도 사형.

저는 엄격할수록 좋다고 봐요.

우리나라는 어떻게 되나요?

우리나라는 좀 어정쩡해요. 사용자는 다 처벌받는데, 제조하는 사람들은 형량이 그리 높지 않아요. 이게 문제예요. 우리나라는 마약류를 흡입하면 5년 이하의 징역, 5000만 원 이하의 벌금형 정도예요. 그런데 유통했다고 10년 형 받은 사람 봤어요?

 모르죠, 저는.

 대법원 판례를 보면 사용자가 초범이면 집행유예로 나와요. 그러니까 마약류를 대하는 게 점점 쉬워지는 거예요. 저는 마약 사범에 관한 한 정부가 대책을 잘 세워야 된다고 봐요. 중국처럼 사형은 어렵겠지만, 제조에 대해서는 훨씬 더 중한 벌이 내려져야 되고, 사용한 사람도 최소한 1~2년 정도는 강제입원시켜야 된다고 봐요. 우리나라는 너무 관대해요. 사람이 살다 보면 한 번 실수할 수 있지요. 그런데 마약은? 한 번 우연히 접했다가 끊을 수 없게 되잖아요. 그리고 걸린 게 한 번이지….

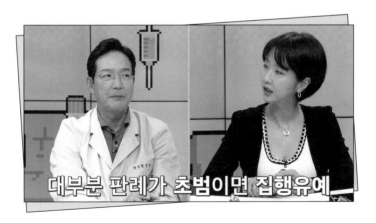

대부분 판례가 초범이면 집행유예

많은 분들이 기다리는 찌라시 타임입니다. 마약은 한 번만 하면 괜찮다, O, X?

종류에 따라 다르지만 각성 효과가 있는 마약은 뇌세포가 한번에 파괴되는 경우도 있어요. 강력한 환각 증세가 나타나는 마약은 며칠 뒤 환각 증세가 또 나타나서 사고를 유발하는 경우도 있어요. 실제로 우리나라에서 2016년 LSD를 투여한 남성이 딱 한 번 약을 했는데 열흘째 되는 날 환각제 지속성 지각장애가 나타나 엄마와 이모를 살해했어요.

성인 시기보다 청소년 시기에 마약에 노출되면 훨씬 더 심각한 뇌 손상을 가져온다, O, X?

당연하지요. 성장 과정이니까. 뇌 발달 과정에 문제가 생기니까 당연히 더 나쁘지요. 그리고 나빠진 채 살아갈 시간이 더 길잖아요.

마약은 싼 것일수록 몸에 더 해롭다?

순수한 성분의 마약은 상대적으로 가격이 비싼 만큼 덜 해로워요. 보통 효과를 세게 보기 위해서 여러 마약을 섞어서 제조하지요. 싸게 많이 유통되는 마약은 불순물이 많아 몸에 더 해로워요. 특히 해외 토픽에 나오는 좀비처럼 되는 마약들은 엄청 저렴한데, 이것저것 섞어 몹시 해로운 마약이에요.

그리고 졸피뎀. 수면제로 처방되기도 하는 만큼 부작용이 적다, O, X?

많아요. 너무 위험한 약이에요. 어떤 사람이 그거 먹고 난 다음에 분명히 서울 강남의 집에서 잤는데 아침에 일어나니까 부산 앞바다에 와 있더래요. 밤새 자기가 운전했는데 운전한 기억이 안 나는 거야.

이거 너무 심각하다.

잠 안 오는 이유는 수십 가지예요. 그냥 순수하게 잠이 안 오는 사람들은 벤조다이아팜 같은 수면유도제를 써요. 그런데 우울증 때문에 잠이 안 오면 아무리 수면제를 먹어봐도 계속 잠이 안 와요. 좋은 정신과 선생님에게 가보세요.

마약으로 인한 환각과 조현병 환자가 겪는 환각은 똑같다, O, X?

똑같다. 뇌 속 도파민이 과도하게 활성화돼서 정신이상 증상이 나타나고 환각이 보입니다. 그래서 마약은 정신병을 불러일으키는 약이라고 하는 거예요.

약물 중독으로 한 번 망가진 뇌는 다시는 회복되지 않는다, O, X?

손상된 뇌는 거의 돌아오지 않아요.

사람마다 약간 다르지 않아요?

아니요. 기간이 있죠. 초기 단계라면, 가역성이 있을 때는 괜찮아요. 비가역적으로 손상이 일어나면 안 돌아오죠. 특히 신경 계통은 그래요. 만성적으로 비가역적인 변화가 일어났다, 그러면 일상생활로 복귀하는 게 힘들죠. 아예 하지 말아야 해요.

어린 10대 친구들이 마약을 하면 숨기고 싶으니까 부모가 집에서 어떻게 해보려고 하는 경우가 있는데….

안 돼요. 할 수 있으면 그렇게 하면 좋죠. 그런데 그렇게 하면 안 돼요. 마약은 남한테 피해를 주지 않는 죄이지만 나한테 저지르는 죄 중에 가장 큰 죄예요.

마약 치료는 어디서 어떻게 하나요?

병원 있잖아요. 마약 퇴치 운동본부도 있고, 정부 기관도 있고. 마약 치료하는 병원들 되게 많아요.

오늘의 진료평

마지막으로 오늘의 이야기를 한 줄 평으로 표현하신다면?

마약사범, 처벌보다 예방이 중요하다.

마약사범, 처벌보다 예방이 중요하다.

– 교육무새 Dr. 익병 –

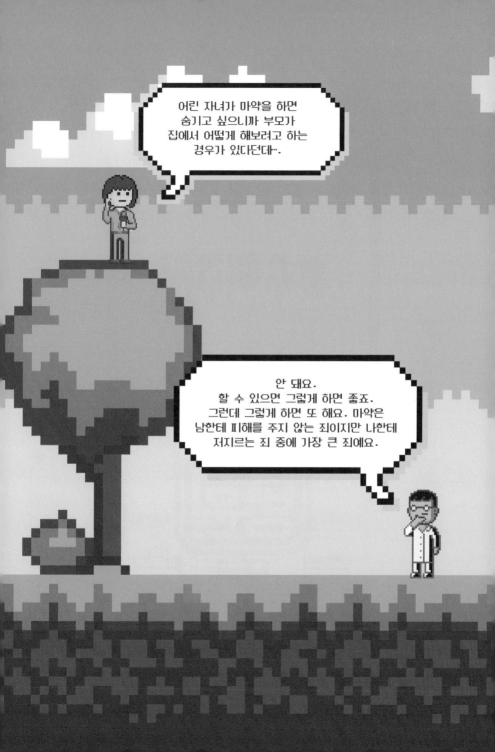

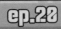

ep.20

#수액주사

모두가 찾는
수액주사의 진실

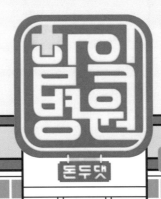

돈두댓

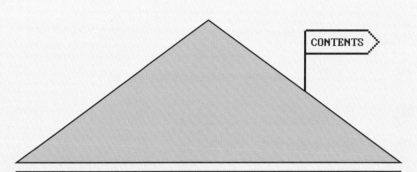

요새 너무 피곤해요. 마늘 주사라도 맞아야 하나….

술 마셨어요?

어떻게 알았지? 원장님, 진짜 너무 피곤해서 마늘 주사를 맞아야 될 것 같아요.

마늘을 먹어요. 그냥 마늘 한 알 씹어 먹어요.

제가 사실 이거를 좀 자주 맞았거든요.

그럼 피곤이 풀려요?

네, 저뿐만 아니라 직장인들, 스트레스 많이 받고 저처럼 피곤하신 분들이 이런 수액주사를 주기적으로 맞더라고요.

신기하네요. 저도 그거 맞으면 좋아진다고 해서 맞아봤는데, 그냥 화장실만 자주 가게 되던데요?

화장실은 좀 자주 가게 되더라고요. 그래서 오늘 수액주사에 대해 얘기를 나눠보려고 합니다.

미리 얘기하겠지만 제 대답은 전부 X예요. 하라는 사람은 너무 많은데 하지 말라는 사람은 저밖에 없을 것 같네요. 그러니까 그런 얘기를 해보려고 합니다. 오늘 주제가 그거니까 한번 얘기해보자고요.

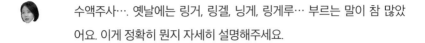 수액주사… 옛날에는 링거, 링겔, 닝게, 링게루… 부르는 말이 참 많았어요. 이게 정확히 뭔지 자세히 설명해주세요.

수액은 원래 외과에서 썼어요. 전쟁 중에 많이 사용됐죠. 피를 많이 흘리고 몸속 체액이 많이 빠져나가면 심장이 뛸 수 없어요. 심장이 하는 역할이 뭐지요? 우리 몸에 있는 액체, 즉 혈액을 펌핑하는 거잖아요. 양수기를 돌리는데 밑에 물이 하나도 없어. 그러면 양수기가 어떻게 될까요? 타버려요. 일단 액체를 넣어줘야 돼요. 그런데 우리 몸에 맹물을 넣으면 또 어떻게 될까요? 삼투압이 깨져서 큰일 나겠죠.

그렇죠.

그래서 혈액의 농도와 미네랄 조성 성분을 맞춰서 만든 게 수액이에요. 수액은 뭐 만들어졌느냐. 전해질과 물만 들어 있어요. 예를 들어서 땀을 많이 흘려서 픽 쓰러졌다. 그때는 수액을 맞으면 벌떡 일어나요. 사지육신 멀쩡하고 밥 잘 먹고 물 잘 마시고 소변 잘 보고 대변 잘 보는 사람이 수액으로 뭘 더 기대할 게 있겠어요.

원장님, 지금 원장님이 답을 말씀하셨네요. 술을 많이 마시면 다음 날 탈수가 심하잖아요. 그럴 때 맞으면 효과가 있겠죠.

그냥 이온 음료 한 병 마시면 돼요.

먹는 거랑 혈관에 직접 꽂는 거는 다르잖아요.

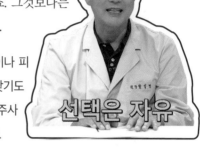

똑같아요. 이온 음료는 우리 몸과 전해질 성분이 비슷해요. 마시면 바로 흡수돼요. 약간의 시차가 있을 뿐이죠. 그것보다는 과음하지 않는 게 좋겠지요.

탈수뿐만 아니라 건강 증진이나 피부 미용 때문에 수액주사를 맞기도 하거든요. 그래서 영양 수액주사에 대해 질문드리려고 합니다.

영양 수액주사의 종류

영양 수액주사, 어떻게 생각하시나요?

거기에 들어가 있는 모든 성분이 몸에 좋은 것들인 것은 맞아요. 뭐 굳이 하지 말라고 얘기하고 싶지는 않아요. 한다는 걸 가지고 뭐라고 그러지는 않겠으나, 내 돈 주고는 절대 안 할 것 같아요.

영양 수액주사를 일부 조사해봤습니다. 대표적인 것으로 먼저 비타민 수액주사라는 게 있대요.

노란 '비콤'. 비타민 B₁, B₂, B₃… 쭉 나가잖아요. 그래서 비타민 B 콤플렉스, 즉 '비콤'이라고 그래요. 우리가 비콤C 비콤C라고 하는 게 사실은 비타민 B하고 비타민 C가 들어 있는 영양제예요.

그래서 비콤C구나.

연로하신 분들이 여기저기 불편하다 그러면 누워 계시라고 하고 비콤을 거의 색깔이 날 정도로 진하게 해서 드리면 나가실 때 되게 기분 좋게 나가세요. 그런 정도의 효능은 있지요. 그러나 건강하고 밥 잘 먹는 사람이 왜 하느냐는 거예요.

비타민 수액주사 중 대표적인 것으로 마늘 주사가 있어요. 희한하게 마늘 향이 나요, 이걸 맞으면. 마늘 냄새 나는 건 왜 그런 거예요?

마늘의 독특한 맛을 내는 성분이 알리신이에요. 마늘을 자르면 알리신이 활성화되지 않아요. 압력을 가해야 알리신이 확 퍼져요. 그래서 마늘은 반드시 빻아야 맛이 난다고 하는 거예요. 비콤 주사에는 비타민 B_1과 마늘의 주성분이 결합된 푸르설티아민 성분이 들어 있어요. 그래서 수액이 혈관으로 들어가면 코에서 마늘 향이 느껴지는 거예요.

너무 피곤할 때 마늘 주사를 맞고 기운을 차렸다고 하더라고요.

두 시간 동안 푹 누워 있다가 일어나니 당연히 피곤한 게 풀리지요.

쉬어서?

엎드려 자는 것도 아니고 편하게 누워 자는데….

다음으로 영양 보충 수액주사라고 해서 고단백 아미노산, 고단위 포도당, 필수지방산을 섞은 수액이 있다고 합니다. 감초 주사가 대표적이라고 하네요.

원래 치료 목적으로 쓰이던 거예요. 토털 파렌트럴 뉴트리션(total parenteral nutrition, TPN)이라고 해서 보통 식사를 못 하는 외과 수술 환자들에게 처방해요. 그런데 이걸 맞고 피부가 좋아졌다고 하니 회의적이라는 거죠. 드러누워서 이걸 맞는 시간에 저라면 그냥 맛있는 것을 사 먹겠어요. 고기나 생선을 먹으면 필수지방산이 다 들어오는데 그걸 왜 또 혈관을 넣느냐는 거지요. 고기 한 근 먹었는데 아미노산을 왜 또 집어넣고…. 피곤하면 어떻게 해야 돼요? 쉬시면 돼요.

다음으로는 혈액순환 수액주사입니다. 총명 주사라는 게 있대요. 총명 주사, 이걸 맞으면 뇌가 활성화된다고 해서 수험생이나 치매 예방을 위해 노인들이 많이 맞는다고 합니다. 어떤가요?

이 수액에 들어 있는 징코라이드라고 하는 물질이 중풍을 예방하는 데 쓰이는 건 맞아요. 그게 진코민이라고 뇌혈류 개선제로 먹을 수 있게 나온 것도 있어요. 적혈구가 딱 붙어 있으면 끈적거려서 피가 잘 안 돌잖아요. 이게 좀 느슨해져서 혈액순환이 좋아진다고 얘기하는데, 이걸 맞아 머리가 좋아진다면 모든 애들이 다 서울대에 가게요? 이걸 맞았다고 해서 머리가 좋아지거나 총명해지지는 않는다는 거죠. 내 자식이라면 맞히고 싶지 않아요.

다음은 여성분들이 관심 있어 하는 부분입니다. 항노화 수액주사가 있어요. 신데렐라 주사, 백옥 주사, 태반 주사… 이런 것들이 대표적이에요. 그런데 저도 백옥 주사를 한 번 맞아봤거든요.

맞아보니까 백옥같이 되던가요?

잘 모르겠어요.

항산화. 산화가 과잉되는 걸 막으면 노화가 늦어진다고 얘기하는데, 노화의 원인이 꼭 그것만 있는 것은 아니에요. 운동을 열심히 하면 산화가 빨리 돼요. 그럼 운동을 열심히 하면 빨리 늙을까요?

근데 과하게 운동한 사람들은 좀 빨리 늙잖아요.

그럼 과하게 주사 맞는 게 몸에 좋을까요? 운동도 많이 하면 노화돼요. 운동을 안 해도 노화돼요. 영양제도 똑같아요. 식사를 하지만 내게 부족한 게 있어서 이를 보충하는 건 도움이 되겠지만, 이미 충분히 잘하고 있는데 그걸 해서 더 좋아질 거다? 국어, 영어, 수학을 다 잘해야 대학을 가는데 국어만 더 열심히 하면 120점 주나요?

그런데 운동을 너무 과하게 하는 사람들은 부쩍 주름이 늘어나는 것 같아요. 그래서 이런 분들이 신데렐라 주사를 맞는 거죠.

그러지 말고 운동량을 줄이는 게 낫지 않을까요?

이것도 얘기해주세요. 백옥 주사하고 태반 주사.

태반 주사는 실제 태반을 이용하는 거예요. 유효 성분만 꺼내서 주사제로 만든 거죠. 백옥 주사의 주성분인 글루타치온도 역시 항산화 물질이에요. 원래 항산화 물질로 가장 많이 쓰이는 게 비타민 C고 그다음이 글루타치온이에요. 그래서 필름제로 먹기도 하는데 저는 그런 얘기를 해요. 많이 먹는 사람이 건강한지 정상적인 생활을 하는 사람이 건강한지 비교해보면 정상적인 생활을 하는 사람이 건강하다는 거예요.

면역 증강 수액주사라고 해서 멀티 미네랄 주사라는 게 있네요. 이거는 말 그대로 미네랄을 담은 건가요?

여기 들어 있는 성분 중 제일 중요한 게 셀레늄이에요. 셀레늄, 구리, 망간, 아이언크로믹이 들어 있는데, 특히 셀레늄은 항산화 효과가 있고 여러 가지 면역 증강 기능이 있는 것으로 알려져 있어요. 암 환자들에게 셀레늄이 필요하다는 얘기도 많이 나와요. 얼마나 필요하냐면 일주일에 한 번만 먹어도 돼요.

미네랄은 사실 체내에서 합성되는 게 아니잖아요.

음식에 다 들어 있어요.

셀레늄은 어느 음식에 있어요?

모든 야채에 다 들어 있어요. 뿌리채소에는 다 들어 있어요.

수액주사 요법 A to Z

사실 요즘에는 어느 병원에 가도 다 수액주사가 있는 것 같아요. 병원마다 왜 이렇게 하는 걸까요?

우리나라 현행 의료보험 체계상 보험 환자들만 성실히 진료해서는 1년 안에 병원 문 닫습니다. 의료보험이 적용돼서 적은 돈으로도 수액주사를 맞을 수 있다면 과연 적극적으로 권할까요? 병원에는 수익이 되고 몸에 나쁠 것도 없으니까 권하는 거예요.

이런 수액주사는 가격이 보통 얼마 정도 하나요?

제조사와 병원마다 차이가 있는데 보통 2만~10만 원 정도예요.

실제로 한 언론사에서 수액주사의 원가를 공개했는데, 태반 주사의 경우 5만 원대부터 30만 원대까지 다양하더라고요. 이런 건 성분에 차이가 있기 때문인가요? 그런데 이런 수액주사는 보험 처리가 안 되죠?

실제로 질병 때문에 꼭 진행되어야 하는 경우는 보험 처리가 되지만 피로 회복, 미용을 위한 수액주사 요법은 비급여예요. 비급여효자 아이템이다 보니 제약, 바이오 기업에는 없어서 안 될 존재이지요.

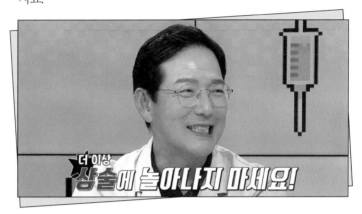

수액주사의 효과가 검증된 건 맞나요?

한국보건의료연구원에서 조사한 결과 미용 효과, 피로 개선 효과, 건강 증진 효과 모두 근기기 없으며, 심지어 안전성에서도 부작용 사례가 다수 보고됐습니다.

수액주사… 부작용은 별로 없겠죠?

왜 없어요. 심장마비도 있어요.

심장마비요?

수액주사를 맞다가 사망했다고 신문에 가끔 보도되잖아요. 수액은 1분에 몇 방울 들어가야 한다는 속도가 있어요.

이거 빠르면 안 돼요?

너무 지나치게 빠르면, 갑자기 500cc가 확 들어오면 어떻게 되겠어요? 심장에 피가 500cc나 늘어나는 거예요. 만약 이게 먹어서 들어오다가 부작용이 생긴 거면 우리 몸을 한번에 공격하지 않겠지만, 혈관으로 바로 들어오면 병이 생길 수도 있어요. 당뇨가 있는 분들을 예로 들어볼게요. 수액에는 포도당이 들이 있어요. 그래서 혈당이 갑자기 올라갈 수도 있죠.

그럼 당뇨 있는 분들은 수액을 맞으시면 안 되겠네요?

포도당 성분은 빼고 맞아야죠. 간질환이 있는 분들은 아미노산이 너무 많이 들어간 것을 넣으면 안 돼요. 간에 부담이 가거든요. 콩팥이 안 좋은 분들도 조심해야 돼요. 혈중 콜레스테롤이 높은 고지혈증 환자인데 필수지방산이 많이 들어가면 어떻게 되겠어요?

이거는 꼭 한번 생각해볼 필요가 있네요.

인간이 날씬하기 위해서 사는 건 아니잖아요. 약간 좀 D자로 불룩하게 배가 나온다 한들 그것 때문에 내 삶이 불행해지지는 않거든요.

수액주사를 잘못 맞으면 동맥에 손상이 올 수 있다는 것도 진짜인가요?

정맥은 동맥과 평행하게 주행하고 있기 때문에 자칫하면 동맥을 손상시킬 수 있어요.

수액주사 요법에 대한 진실 혹은 거짓

많은 분들이 기다리는 찌라시 타임입니다. 약은 먹는 것보다 맞는 게 더 효과적이다, O, X? 감기약도 먹는 것보다는 주사 맞는 게 더 빠르게 괜찮아지잖아요. 그냥 기분 탓일까요?

관련 업계에서는 수액주사 치료는 일반 먹는 약과 비교해서 흡수도 빠르고, 수술보다 안전한 장점이 있다고 주장합니다.

이런 사람들은 수액주사를 맞을 때 주의해라! 어떤 사람들이 있을까요?

당뇨병 환자는 조심해야죠. 고농도 포도당이 들어가 있어 위험하거든요. 심장, 신장이 약한 사람은 심혈관에 부담을 줄 수도 있고 중증 고지혈증, 간기능부전, 신부전 등을 앓고 있다면 꼭 전문의와 상의하고 맞아야 돼요.

수액주사의 유행, 그 실효는?

영양 수액주사의 유행에 대해 원장님은 어떤 생각을 가지고 계시는지 궁금하네요.

맞아서 나쁘지는 않으나 돈 들이고 시간 들여 그러고 있으니 맛있는 거 사 먹고 운동하고 산책하는 게 훨씬 낫다고 봐요. 이런 주사를 맞는 사람들에게 왜 그렇게 사냐고 말하고 싶지는 않아요. 능력이 따라가지 못하고 몸에 문제가 있다거나 식사를 제대로 못 하는 분이다. 그러면 어떻게 해야 하겠어요? 할 수 없이 그렇게라도 도움을 받아야겠지.

마지막으로 오늘의 이야기를 한 줄 평으로 표현하신다면?

과유불급! 몸에 좋은 것도 지나치면 독이 된다.

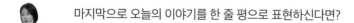

과유불급! 몸에 좋은 것도 지나치면 독이 된다.

- 강경무새 Dr. 익병 -

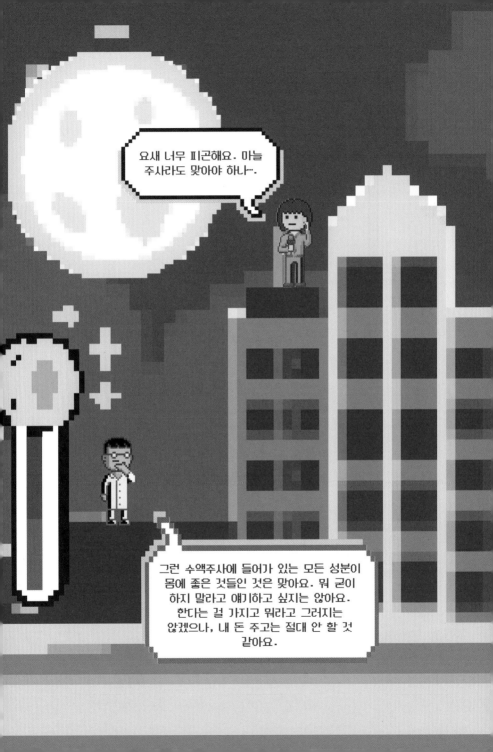

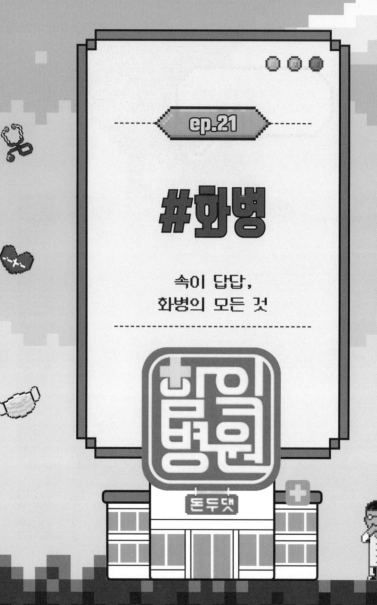

ep.21

#화병

속이 답답,
화병의 모든 것

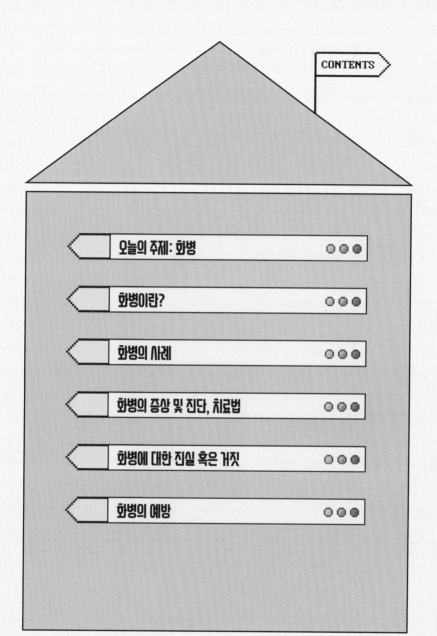

오늘의 주제: 화병

🧑‍🦰 설이나 추석 명절에 원장님은 어떻게 보내시나요?

👨 추석 때 남자들이 얼마나 스트레스 받는지 모르죠? 차례상 차려야 할 거 아니에요. 요즘에는 남자가 합니다.

🧑‍🦰 진짜요? 뭐하시는데요?

👨 전 부쳐야지요. 단순 반복하고 시키는 대로 하면 되거든요. 근데 오래 하면 허리 아파요.

🧑‍🦰 추석이나 설 연휴 때 가족들이 모이는 것은 기쁘지만 비교도 당하고 잔소리도 들으면서 스트레스를 받기도 해요. 저도 가끔 잔소리를 듣는데 가슴이 답답합니다. 이거 화병, 아닌가요?

👨 그 정도는 화병 아니고 그냥 스트레스예요.

화병이란?

🧑‍🦰 그래서 오늘은 '화병'에 대한 이야기를 해보려고 하는데요. 화병이 정확히 뭔가요?

👨 학술용어로 얘기하면, 정신 신체 증상화(psychosomatic symptom)라고 그래요. 여러 형태로 나타나지요. 외국의 사례를 보면, 스트레스 때문에 생기는 증상들이에요. 그런데 우리가 화병이라고 딱 규정하는 건 뭐냐면 대개 대한민국 며느리들만 느끼는 증상이에요.

그 정도로 우리 사회에 계층이 얼마나 고착화돼 있고, 비민주적이고, 좋지 않은지 알아야 해요. 무엇보다 시어머니들이 바뀌어야 돼요. 윗물이 맑으면 아랫물도 맑아지지요.

증상을 보면 가슴이 쇠갈고리로 긁는 것처럼 아프다, 돌멩이 같은 것이 아랫배에서 명치를 통해 목 있는 쪽으로 올라와 버티고 있는 것 같다, 얼굴이 뻘겋게 달아오르고 파괴적인 충동이 일어난다, 심장이 두근거리고 숨이 차고 불같은 기운이 치밀어 오른다 등등 다양합니다.

그런 증상으로 응급실에 무지하게 많이 옵니다. 그러면 일단 심전도 검사를 해요. 정말 심장에 문제가 생겼으면 큰일이니까요. 화병의 증상 중 가려움증도 있어요. 이유 없이 가려워, 그냥. 피부과 환자의 한 10% 정도가 이런 증상을 호소해요.

'hwa-byung'이라는 의학용어가 만들어질 정도라는데, 도대체 한국의 어떤 문화 때문에 이런 고유의 병까지 생기게 된 걸까요?

기본적으로 우리 사회가 남성 우월주의 사회인 건 맞아요. 아직까지 며느리는 시집가면 일단 감각기관이 없어져야 돼요. 눈 감고 3년, 귀 막고 3년, 입 닫고 3년. 이렇게 사니 병이 안 생기겠어요?

아니, 왜 이런 말이 생겼을까? 진짜 희한하지 않아요?

그러니까 잘못된 문화죠. 그런데 이거를 유교의 좋은 문화인 것처럼 얘기해요. 그러면 이런 악습이 유교에 있느냐? 없어요. 이렇게 폐쇄적이고 억압하는 문화는 임진왜란 끝나고 난 다음에 생겼어요. 임진왜란 이전까지는 그래도 합리적인 성리학이 우리 사회를 지배했어요. 그런데 어찌어찌 해서 전쟁에 이겼지만, 이순신 장군이 앞장서서 싸우시고 권율 장군도 싸우시고 의병장들도 다 싸워서 이기기는 이겼어. 그런데 임금은 도망갔지요. 그러니 왕으로서 정통성이 있을까요? 없을까요?

없죠.

조선 중후기로 들어오면, 그때부터 장자 상속제가 공고해지는 등 신분제가 견고해져요.

왜 그런 거예요?

그래서 그 위 꼭대기에 앉아서 왕 노릇을 하죠. 시집가면 그 집에 뼈를 묻어라, 해요. 힘들면 오라는 게 아니야. 가서 죽으라는 얘기야. 죽어도 시집에서 죽으라는 얘기 아니에요? 그렇게 10년 살고 나면 그 여성이 온전하겠어요?

역사적으로 되짚어보니까 또 그럴 만한 상황이네요. 실제로 우리나라의 옛 문헌에도 화병이 기록되어 있다면서요?

사도세자의 이상 행동을 언급할 때도 화, 화증, 울화라는 표현을 자주 썼어요. 한의학에서는 화기(火氣)가 심(心)을 침범해 발생한다고 생각해서 열을 가라앉히는 침이나 한약을 썼다는 기록이 있어요.

화병의 사례

도대체 한국의 화병이 뭔지 화병에 걸렸던 분들의 사례를 찾아봤습니다. 첫 번째 사례입니다. 시어머니가 모든 재산과 권력을 쥐고 고약하게 구는데, 남편은 한마디도 못 하고 중간에 낀 며느리만 힘들었어요. 그러다 시어머니가 돌아가신 후, 화병이 낫는 경우도 있대요. 근데 원장님은 고부 갈등, 없었나요?

왜 없겠어요. 원천 봉쇄했지요.

그래요? 좀 싫어하시지 않았어요?

싫어하셨지요.

그래도 어쩔 수 없다?

그런데 엄마는 그래도 나랑 피가 섞였잖아요. 마누라랑 나는 싸우면 헤어질 수도 있는데, 엄마랑 나는 싸워도 같이 살아요. 부모지간이 그런 거예요. 그래서 고부 갈등은 무조건 남자가 해결해야 해요.

많은 분들이 좀 잘 들으셔야겠네요.

그러면 화병이 덜 생겨요. 그런데 이제 내가 힘들지…. 뭐 이런 화병은 견딜 만해요.

근데 이런 건 출구가 없잖아요.

왜요?

내가 출구를 찾는 순간, 재산을 포기해야 되니까.

아니죠. 시간이 출구가 되잖아요.

그러니까 시간을 참아야 하잖아요, 계속.

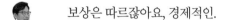

보상은 따르잖아요, 경제적인.

마지막 보상을 보면서?

아니, 사이사이에도 보상이 있어요. 그래서 나는 이런 분들한테 하는 얘기가 있어요. 그냥 월급 받는 셈 치고 고약한 직장 상사 만났다 생각하면 좀 수월할 거다.

근데 지금은 수명이 연장돼서 100세까지 살잖아요. 저 같은 성격의 사람에게는 불가능한…. 최근에 들은 얘기 중 하나가 시어머니가 예고 없이 아무 때나 집에 들어온대요. 집에서 쉬고 있어요. 그런데 전화해서 지금 짐깐 너희 집에 간다거나, 아니면 가도 되냐고 묻거나, 아니면 집 앞에서 벨을 누르거나… 이렇게 해도 당황할 텐데 그냥 들어온다는 거예요.

그 시어머니가 예의 없으신 분이네요. 한집에 같이 살던 조선 시대 때도 어흠, 하고 밖에서 기침하고 들어갔어요.

그러니까 어떻게 참아요. 화병 걸리죠.

아니, 시어머니를 가르쳐야죠.

어떻게요?

아들이 가르쳐야죠.

그러니까. 그렇게 돼야 하는데 잘 안 된다고.

교육이 잘못된 거예요. 인간관계에 대한 교육은 기본이에요. 불편한 인간관계는 지속할 필요가 없어요. 화병의 기본적인 원인이지요.

가장 많은 사례일 것 같습니다. 남편이 바람을 피우는 경우, 혹은 아내가 바람을 피우는 경우, 아니면 혼외 자식을 낳아 오는 경우… 사실 이 경우는 남편이 바람을 피웠다. 내가 도저히 용납이 안 된다. 이래서 이혼하는 분들은 화병에 안 걸려요. 계속 살아야 하는 분들이 화병에 걸리지요.

계속 살아야 할 이유가 뭐가 있을까요? 경제적인 거? 그런데 저 정도면 생활에 도움이 될 사람 아니야. 혼외 자식 두고 밖에 살림 차릴 정도면 생활비를 대줄 사람 아니에요. 이건 이혼이에요, 답이.

다음 사례는 자식이 속을 썩이거나 혹은 자식을 먼저 보냈을 때.

먼저 보내는 거…. 그건 얘기할 거 없죠. 부모는 가슴에 묻으니까.

그 문제는 너무 심각한 거고, 자식이 속 썩일 때는?

자식이 속 썩일 때는 화병이 안 생깁니다. 화병은 탈출구 없이 압박 받을 때, 위에서 누를 때 생겨요. 그러니까 고부 갈등이나 장서 갈등같이 저항할 수 없는 어떤 압박이 있을 때 생기지요. 그런데 자식이 잘못되잖아? 어떻게 하든 고치려고 노력하고 뛰어다니기 때문에 화병은 안 생겨요.

그리고 마지막으로 직장 내 괴롭힘. 이것도 사실 어떻게 보면 원장님이 말씀하신 것처럼 해결할 수 없는 문제, 위에서부터 찍어누르는 문제일 수 있잖아요.

쉽게 말하면 때려치우면 되지, 하는데 이게 때려치우고 난 다음에는 수입원이 없어지잖아요. 직장 내 왕따, 이거는 화병의 큰 원인이 될 수 있어요. 이제 조직 문화도 많이 바뀌었죠. 요즘에는 블라

인드라는 웹사이트도 있고, 많이 조심들 해요. 그랬더니 중간 간부들이 또 화병이 생겨. 직장 최고위층하고 말단 사원 가운데 끼어서…. 그래서 우리 사회가 계급 사회가 아니라 능력 사회로 바뀌어야 한다는 거예요. 명절에 전을 부쳐도 시어머니보다 며느리가 더 위에서 그날은 주도해야 돼. 시어머니는 그냥 맛이나 하나 보고 맛있네, 그러고 지나가줘야 되는데 잘 익었네, 덜 익었네, 간이 어떠네 저떠네 그러면서 계속 감시 감독을 하면 며느리가 일을 못하죠.

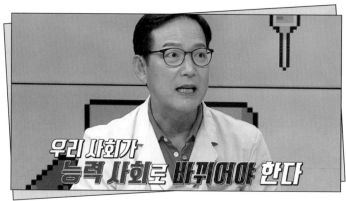

그럼 어머님이 하세요.

화병의 증상 및 진단, 치료법

보통 이런 일들로 화병이 생기는데 증상이 희한하게 비슷해요. 가슴이 쇠갈고리로 긁는 것처럼 아프다. 돌멩이 같은 것이 아랫배에서 명치를 통해 목이 있는 쪽으로 올라와 버티고 있는 것 같다. 심장이 두근거리고 숨이 차고, 불같은 기운이 치밀어 오른다. 얼굴이 벌겋게 달아오르고 파괴적인 충동이 일어난다. 자다가도 답답해서 벌떡벌떡 일어난다. 숨이 막혀 죽지 않을까 불안하다. 우울증의 증상하고 비슷한데, 우울증과 화병의 차이점은 뭘까요?

화병을 우울증의 일부라고 보는 시각도 있어요. 그래서 정신질환 진단 및 통계 매뉴얼(DSM-5)에서도 제외된 듯해요. 우울증과 마찬가지로 주변 환경에서 오는 스트레스가 원인이죠. 그 배경에 한국 특유의 문화가 작용한 거고. 증상 자체는 우울증과 비슷한 것으로 보여요.

화병도 좀 짜증을 덜 나게 하는 약을 쓰면 되지 않을까요?

정신과에서는 쓰는 것 같긴 해요. 저도 그 약을 먹어봐서 아는데 정말 편해요. 그런데 평생 약을 먹고 살 순 없잖아요.

아니면 명절 때만 살짝?

아니, 약물은 좀 오래 좀 먹어야 돼요. 한 달은 먹어야 돼요. 그런데 실제로 화병 때문에 정신과를 찾아가는 경우는 드물어요. 누구 때문인지 알잖아….

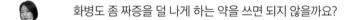

화병에 대한 진실 혹은 거짓

많은 분들이 기다리는 찌라시 타임 가보겠습니다. 틱 장애는 소아 화병이다, O, X?

세모.

세모?

실제로 소아의 틱 장애는 부모가 주는 스트레스 때문에 생기는 경우가 되게 많아요. 제일 좋은 방법은 부모로부터의 격리예요. 멀리 유학 가서 잘된 애들이 그런 경우죠. 자질은 좋은데 부모의 압박 때문에 꽃을 못 피우다가 부모로부터 벗어나면서 꽃이 피는 애들이 있어요.

화를 잘 내는 사람이 참는 사람보다 사망 위험이 높다, O, X?

X. 화내는 사람의 경우, 자기자신은 스트레스가 없어요.

그런데 화를 많이 내는 사람하고 그렇지 않은 사람을 비교했을 때 화를 많이 내는 상위 25%의 조기 사망 위험이 1.57?

분명히 분노해야 될 상황인데도 분노를 표시하지 않잖아요? 그러면 이제 안으로 체화돼요. 받았던 스트레스가 내 몸 장기에 그대로 다 들어와서 심장이 벌렁거리거나 소화가 안 되거나 월경을 건너뛰거나 뭐 이런 안 좋은 현상들이 생기는 거예요.

화병으로 합병증이 생길 수도 있죠?

여러 가지 합병증이 생기죠. 이 상황을 극복해야 할 거 아니에요. 제일 쉽게 가까이 할 수 있는 게 뭐예요?

술, 담배.

그다음에 머리 빠지고 손톱 물어뜯는 거, 이런저런 성인병이 다 생기겠지. 실제로 잊어버리려고 지워요, 기억에서. 그게 가짜 치매.

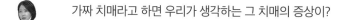 가짜 치매라고 하면 우리가 생각하는 그 치매의 증상이?

비슷한 증상이 나타나요. 그 언저리 기억을 다 지워버리는 거야.

가 났을 때 니코틴 패치를 붙이면 분노의 감정이 줄어든다, O, X?

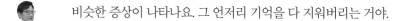 O.

담배 피울 때랑 똑같이 니코틴 패치를 붙이면 싹 가라앉는 느낌이 드나요?

담배 피울 때 느낌이 그런 거 아니에요?

화병의 예방

어쨌든 한국인 특유의 병인 화병, 예방할 수 있을까요?

화병은 가해자가 있고 피해자가 있다고 분명히 얘기할 수 있어요.

정확한 것 같아요.

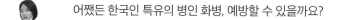 가해자가 반성해야, 진심 어린 사과를 해야 돼요. 피해자 입장에서는 상황을 회피하는 게 최고지요.

아, 진짜요?

가해자는 안 변하거든.

예를 들어서 내가 좋아하는 걸 한다든가….

그 정도로는 안 돼요. 상황을 피하는 게 제일 좋아요. 왜냐하면 우리 기억은 시간이 지나면 싹 없어지거든요.

명절 스트레스는 또 2주 정도면 해결되거든요.

대개는 지나가니까… 그때 운동 등을 하면서 빨리 잊어버리면 되는데, 친구랑 만나서 수다로 푼다고 얘기하잖아요. 그럼 기억이 또 새로 생겨요.

근데 수다를 떨면 약간 풀리는데?

아니에요. 그 순간만 풀리지 기억은 더 오래 가요.

아, 그래요?

실제로 그래요. 잊어야 될 것을 지우는 데는 시간이 약이에요. 유명한 노래도 있잖아요. 사랑은 또 다른 사랑으로 잊힌다고…. 그다음에 제일 좋은 방법은 뭐냐. 며느리 입장에서만 얘기하는 거예요, 다. 남편이랑 얘기하는 거예요. 나랑 살래, 당신 엄마랑 살래? 결론을 봐야 해요. 사위가 잘하면 요만큼만 잘해도 이만큼 잘한 거고,

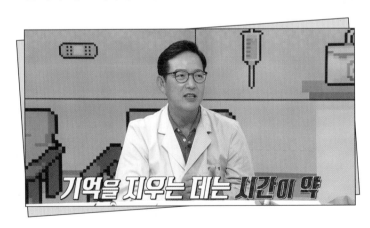

며느리가 잘하면 이만큼 잘해도 이게 그거밖에 못 하냐고 하죠. 설정이 잘못돼 있는 거예요. 대단하지 않아요? 남편이 온몸을 던져서 방파제가 되어줘야 해요.

오늘의 진료평

🧑 마지막으로 오늘의 진료를 한 줄 평으로 표현하신다면?

👨 인간관계는 나이 들수록 단출한 게 좋다.

> ## 인간관계는 나이 들수록
> ## 단출한 게 좋다
> ### - 희생좌 Dr. 익병 -

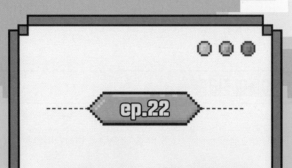

ep.22

#성형 부작용

성형수술의 불편한 진실

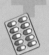

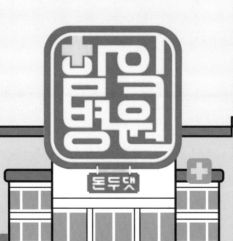

돈두댓

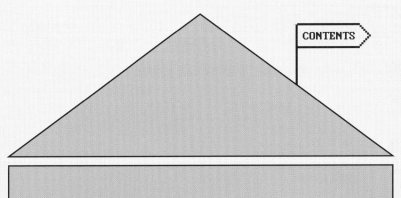

요즘에 성형 부작용 진짜 많아요. 정말 심각해요.

어디 성형하신 데 있어요? 아니, 한 데 없는 거 같은데….

아, 저요? 있죠.

있어요?

네, 네.

제가 보면 귀신같이 아는데 찾지를 못하겠네….

성형수술이란?

오늘은 성형 부작용에 대한 얘기를 한번 해볼까 합니다. 일단 성형수술에 대해 얘기해볼게요. 성형수술은 언제 시작됐나요? 역사가 그렇게 오래되진 않았을 것 같아서요.

성형은 리컨스트럭티브 서저리(Reconstructive Surgery), 복원술, 재건성형술로 시작됐어요. 사고로 크게 흉이 생겼다거나, 화상을 입었다거나, 구개구순열이 있거나, 사지 융합증으로 팔다리가 붙어 있거나, 샴쌍둥이 같은 경우 성형외과에서 다루거든요. 분리하기도 하고 손도 만들고….

그러다가 점점 모양을 예쁘게….

예쁘게 바꿔주는 수술은 이에 비하면 쉬운 수술이에요.

우리나라 최초의 성형수술은 언제 이뤄졌나요?

세브란스병원에서 제일 먼저 했을 거예요. 6·25전쟁 끝나고 난 다음에 전상자들, 이런 분들을 수술하면서….

전쟁 중 많이 다치셨으니까… 그러다가 본격적으로 미용을 위한 성형수술이 시작된 것은?

보편화된 거는 2000년대가 훨씬 지나서예요. 경제적인 여유가 생기니까….

성형수술 종류가 진짜 다양하더라고요. 전공의들이 분야별로 나눠서 배우는 건가요?

아니요. 아니에요. 전문의들은 그냥 다 해요, 다. 대학병원에 있는

성형수술이란?

❶ 미용 목적의 성형수술
눈꺼풀, 코, 입술, 얼굴 윤곽, 주름, 귀, 안면골, 체간, 유방, 흉터, 신체 윤곽, 모발 이식, 두피 재건, 피부 레이저 시술 등이 이에 해당.

❷ 재건 목적의 성형수술
선천적 기형에 의한 구순구개열, 두개골 조기 유합증, 각종 사고로 인한 두경부 손상이나 안면골 골절, 유방암 수술과 당뇨병 등으로 신체에 손상이 발생한 경우의 재건. 그 외에 생식기 및 성전환, 욕창, 안면 마비 등에 대한 수술도 이에 포함.

성형외과 선생님들은 주로 재건성형술을 하시지요.

우리나라, 성형수술 잘하기로 유명합니다. 해외에서 성형 원정까지 올 정도인데, 우리나라에서 젓가락을 쓰다 보니까 손이 발달해서 그런가…?

농담처럼 얘기하지만 맞을 거예요.

아, 그래요?

중국이나 일본도 젓가락을 쓰지만, 여긴 나무젓가락이에요. 전 세계 어느 나라에서도 쇠젓가락 가지고 콩 집어 먹고 밥 떠먹는 나라는 없어요. 더 중요한 건 뭐냐면 공부하고 비례하는 건 아니지만, 성형외과 선생님 중에는 유능한 사람들이 많아요. 학교 다닐 때 제일 공부 잘하는 사람들이 가는 과예요.

근데 성형외과는 요즘 약간 한풀 꺾이지 않았어요?

왜냐면 피부과 때문에. 성형외과 선생님들은 날밤 새우고 일해야 돼요. 게다가 피부과는 피를 안 보잖아.

만약에 성형외과를 간다, 이러면 눈 하는 선생님이 따로 있고 코 하는 선생님 따로 있고… 주로 이렇게 되어 있잖아요?

그건 미적 감각의 영역이에요. 미용 성형에서 제일 중요한 건 뭐냐면, 의사가 미적 감각이 있어야 해요.

그래서 성형외과 전문의 중에는 미술을 배우시는 분들도 있대요.

굳이 잘 그릴 필요는 없지만 심미안을 키우는 건 필요하죠. 그리고 그림도 보면 트렌드가 있거든요.

우리나라가 성형수술 잘하기로 유명하지만, 모집단이 커지다 보니까 부작용 사례도 많습니다. 이슈가 됐던 부작용 사례들을 한번 살펴볼까요.

① 지방 흡입 수술 받고 피부 괴사한 경우

먼저 지방 흡입 수술에 관한 사례예요. 강남의 큰 병원에서 양쪽 허벅지에 지방 흡입 수술을 받은 30대 여성 김모 씨, 피부가 괴사했대요.

실제로 지방 흡입 수술을 하고 난 다음에는 일단 기본적으로 피부가 약간 자갈밭같이 돼요. 괴사되어 벌겋게 변할 수도 있어요.

재건할 수 있나요?

어쩔 수 없죠. 다 열어서 긁어내야죠. 그러고 나면 나중에 유착이 생겨서 피부가 보기 흉하게 돼요.

② 코 성형수술 후 코뼈가 녹아내린 경우

다음 부작용 사례입니다. 유명 유튜버가 강남의 한 성형외과에서 코 성형수술을 했는데 부작용이 생겼대요. 넉 달 동안 총 7~8번 마취 수술을 받았는데 코가 염증으로 썩어내리고, 콧대가 대각선으로 돌아갔다네요. 근데 병원에서는 환자가 상처 부위를 자꾸 건드리고 비비는 습관이 있어서 회복이 어려웠고, 그 과정에서 진물이 피막 내에 고여서 세척하고 제거했다고 설명했대요. 그리고 환자가 담배랑 술을 많이 해서 그 영향도 있다고 얘기했다네요. 수술 받은 부위 전체가 새까맣게 변했대요.

괴사된 거예요. 조직이 다 죽은 거예요.

어떻게 저기….

피부를 이식해야 돼요. 다른 데서 갖고 와서. 까맣게 변한 조직을 살리기는 힘들어요. 병원 측에서 하는 얘기는 충분히 할 수 있는 얘기이긴 한데, 이런 경우는 괴사가 일어난 거예요. 외상을 입었을 경우에도 그렇게 될 수 있어요. 술, 담배 중 특히 담배는 말초혈관의 혈액순환을 방해해요. 혈액순환이 안 좋아져서 괴사가 걱정될 경우, 고압 산소 탱크에 환자를 집어넣기도 해요. 그러면 괴사된 게 살아날 수도 있어요.

병원에서 환자 본인이 상처 부위를 너무 건드리는 습관이 있다, 그래서 염증이 많이 생겼다고 했는데, 그럴 수도 있어요?

수술이 잘 되고 난 다음에 만졌다고 해서 그게 문제되지는 않죠. 왜냐하면 수술 중에는 만지지 않았을 거고, 회복되고 난 다음에 안정된 상태에서 쥐고 흔들지 않았다면 그것 때문에 문제가 생기지는 않았을 거예요.

수술이 감염 없이 잘 됐다면 회복 과정에서 문제가 생길 수는 없는 거예요, 그러면?

수술이 잘 되고 난 다음에 염증 생기는 것보다는 대개 이물 반응이 일어났을 가능성이 높아요. 세균성 염증이 아니라 이물 반응성 염증이요. 실리콘을 넣었는데 내 몸에서 이물 반응이 나타나면 고름이 생기는 게 아니라 진물이 생겨요. 그럼 빼는 수밖에 없어요.

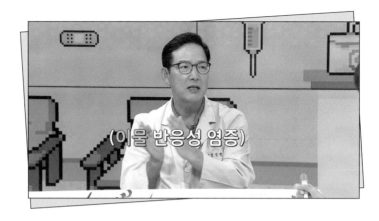

(이물 반응성 염증)

③ 안면 윤곽 수술하다가 사망한 경우

다음 부작용 사례입니다. 강남 유명 성형외과에서 안면 윤곽 수술을 받다가 20대 여대생이 사망한 사건이 있었습니다. 유족이 CCTV를 확보해서 공개했는데, 한 수술방에 두 개의 수술대가 있었고 한 명의 마취과 의사가 왔다 갔다 하면서 두 환자의 수술을 보다가 문제가 생겨서 대학병원에 이송했지만 끝내 사망한 사건입니다.

이건 의료법 위반이에요. 마취할 때 심전도(EKG)를 붙여놓으면 모니터에 세 줄이 뜨거든요. 심박동수, EKG 모양, 산소 포화도 세 줄이 항상 떠요. 사실 수술에서 제일 큰 사고가 나는 건 마취 사고예요. 그냥 원칙대로 했는데 환자가 사망에 이를 수도 있어요.

마취가 잘못돼서 그런 거예요?

아니, 잘못돼서 그런 게 아니라 그냥 이유를 찾지 못해요. 제가 성형수술에 대해서, 특히 전신마취 성형수술에 대해서 부정적으로 얘기하는 게 그 때문이에요. 마취제가 개발된 이유는 목숨이 걸려 있는 수술을 해야 하는데 그냥 하기에는 너무 아파서 수술할 수 없잖아요. 아주 옛날에는 술 많이 먹이고 절단 수술을 하기도 했거든요. 마취제가 없을 때는. 그와 비슷하게 뇌 기능을 일시적으로 상실시키는 거예요. 근데 이렇게 위험한 전신마취를 해가며 턱을 좀 깎겠다? 밥 잘 먹고 있는데 굳이 깎아야 될 이유가 있을까요? 깎는다고 크게 달라질까요?

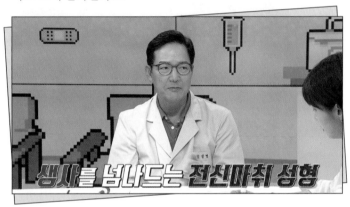

성형수술, 꼭 필요할까? ○ ○ ●

 성형수술이 정말 다양해지고 있습니다. 그런데 저는 긍정적인 부분도 분명히 있다고 생각해요. 물론 너무 과해진 게 키 높이 수술, 귀 모양 수술, 눈동자 색 바꾸는 수술도 있대요.

그냥 컬러렌즈 끼세요. 한 번씩 기분 나는 대로. 키 높이 수술은 정강이 뼈를 잘라서 조금씩 늘리는 거예요. 5cm까지 키울 수 있다고 그러는데, 그렇게 5cm 키워서 인생이 달라질까요?

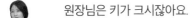 원장님은 키가 크시잖아요.

그런 얘기 들을까 봐 말하기 어려운데, 저는 성형수술을 안 했고 반대합니다. 웬만하면 그냥 사세요. 그렇게 말하면 딱 돌아오는 반응이 뭔지 아세요. 원장님은 잘생겼으니까 그런다는 거예요. 그 얘기 들을 때마다 내가 좋아해야 돼, 말아야 해 고민된다니까요. 성형수술을 가지고 이런 얘기를 하면 성형외과에서 싫어할 수도 있는데, 가슴이 작다고 죽지 않아요. 쌍커풀이 없어서 눈이 안 보이지 않잖아요? 코가 낮아서 숨을 못 쉬지 않아요.

맞아요. 근데 죽지는 않지만….

그런데 그걸 하다가 사고가 생기면 그때는 내 기능이 없어진다는 거죠.

죽지는 않지만 인간의 욕망은 정말 끝이 없기 때문에….

그 욕망을 적정선에서 절제하지 못하면 많은 피해를 볼 수 있다는 것을 알고 조심할 필요가 있다는 거죠. 하여튼 생긴 대로 사는 게 제일 좋습니다.

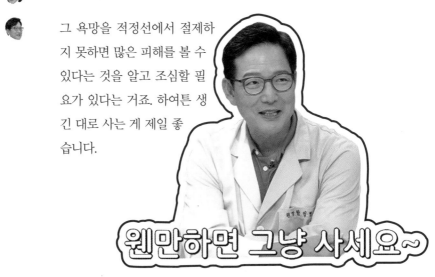

웬만하면 그냥 사세요~

마지막으로 오늘의 이야기를 한 줄 평으로 표현하신다면?

과유불급!

과·유·불·급·
- 자연 미남 Dr. 익병 -

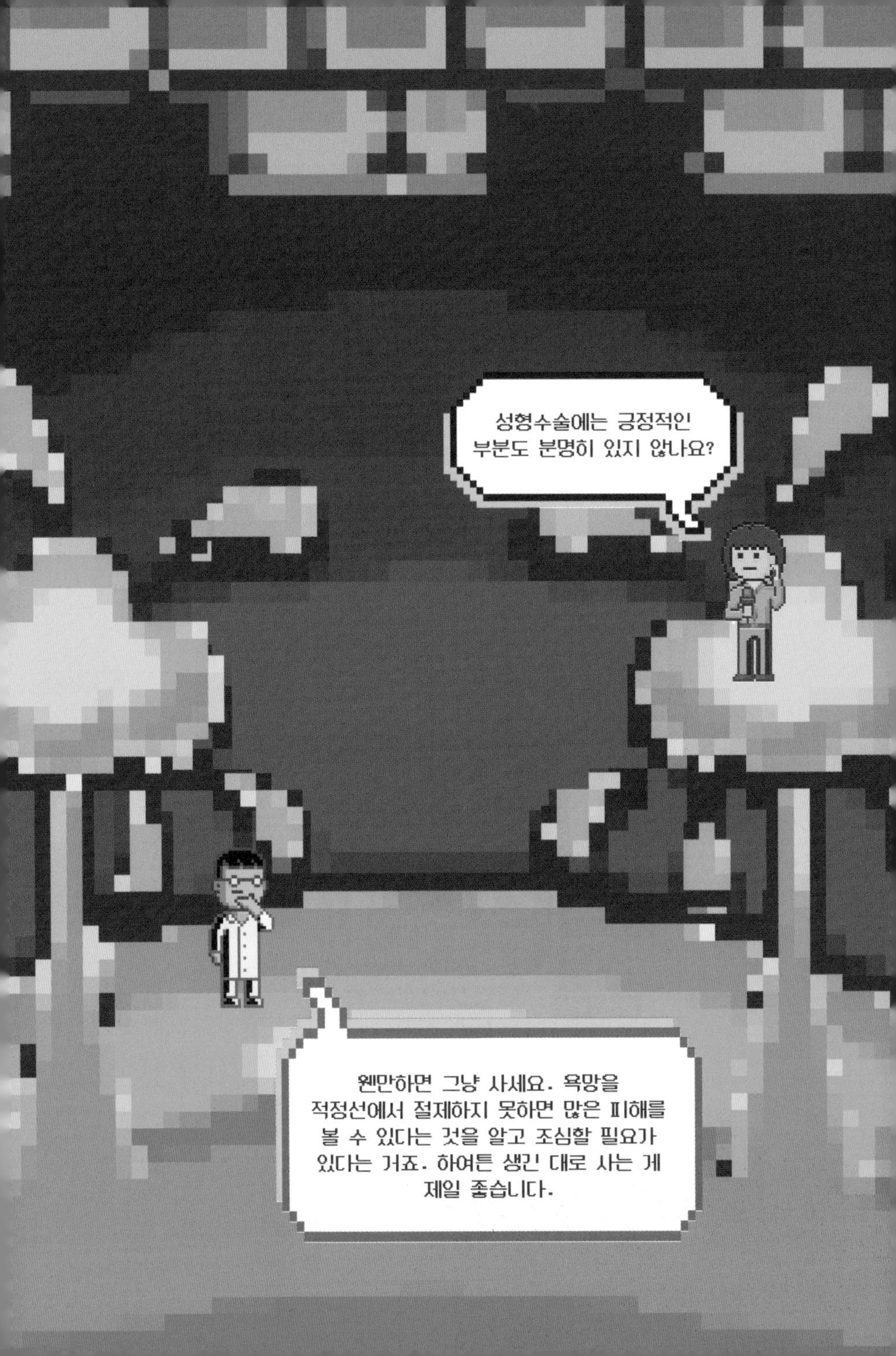
성형수술에는 긍정적인 부분도 분명히 있지 않나요?
웬만하면 그냥 사세요. 욕망을 적정선에서 절제하지 못하면 많은 피해를 볼 수 있다는 것을 알고 조심할 필요가 있다는 거죠. 하여튼 생긴 대로 사는 게 제일 좋습니다.

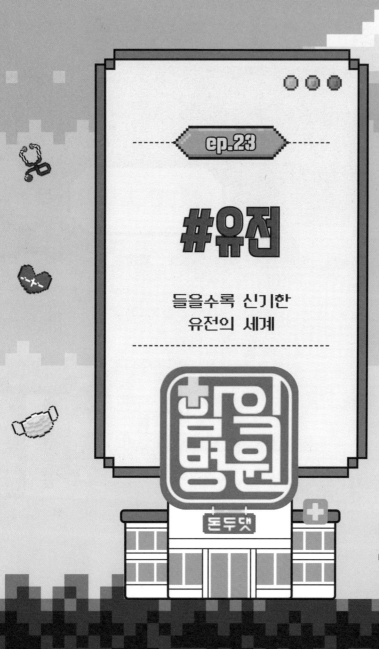

ep.23

#유전

들을수록 신기한
유전의 세계

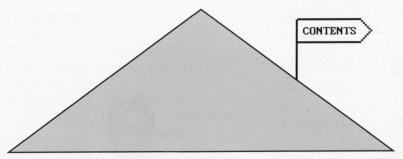

제 정수리 보세요. 이거 엄마 닮아서 그런가 봐. 원장님, 원장님도 대머리라고 그러셨지요?

대머리예요.

아버님이…?

우리 아버지가 대머리…. 이 상하죠? 나는 왜 좋은 건 안 닮았을까?

왜 좋은 건 안 닮았을까?

왜 그렇게 되는 거죠?

붕어빵을 찍는데 위 판 아래 판이 다른 거죠. 어느 쪽에 놓느냐의 문제예요.

랜덤인가? 너무 신기하네요. 오늘은 유전에 대한 얘기를 해볼까요? 유전이라는 주제, 되게 좋아하시잖아요?

유전을 좋아하는 게 아니라 진실을 얘기하는 거지요. 왜냐면 심각한 질환들의 경우 유전되는 게 되게 많거든요.

유전이란 무엇인가?

유전이라는 얘기를 평상시에 항상 많이 하기도 듣기도 하는데, 정확히 어떻게 설명해야 할까요?

유전에 대해 알게 된 것은 19세기 말 그레고리 멘델 덕분이에요.

중학교 때 배웠던 기억이 나네요.

기억나는 거 한번 얘기해보세요. 멘델의 유전법칙 세 가지.

법칙이 세 가지나 있어요? 저는 이게 기억나요. 완두콩 꽃인가 꽃 색깔
인가로 유전에 대해 배웠던 것 같아요.

멘델이란 분이 참 꼼꼼해요. 완두콩을 키우면서 콩깍지가 둥글둥
글하냐 우글쭈글하냐, 그다음에 꽃 색깔은 어떻냐, 이파리 크기는
얼마냐, 키는 얼마냐 이걸 쭉 조사했는데, 제일 많이 연구한 게 완
두콩의 색깔하고 모양이에요. 쭈글쭈글하고 하얀 콩하고 매끄럽
고 회색빛이 도는 큰 콩을 딱 교배해봤더니 크고 매끈매끈한 게 우
성이었어요. 영어로 표시해서 둥근 건 R, 쭈글쭈글한 건 r이라고
했어요. 둥근 것(RR)과 쭈글쭈글한 것(rr)을 교배해서 나온 콩(Rr)은
전부 크고 매끄러운 모양이었어요. R이 우성인 것이지요.

쭈글쭈글한 것도 나오지 않았어요?

안 나와요, 1세대 때는. 잡종 1세대 때는 안 나타나요. 우열이 있
다. 그래서 우열의 법칙이에요. 잡종 1세대 Rr과 Rr을 교배해봤더
니 RR, Rr, Rr, rr 이렇게 둥근 모양과 주름진 모양이 3 대 1로 나
왔어요. 위 세대에서 아래 세대로 유전자 DNA가 복제돼서 내려가
잖아요. 매끄러운 거하고 쭈글쭈글한 것이 대립 유전자인데, 크고
매끄러운 놈이 우성이고, 쭈글쭈글한 놈이 열성인 것이지요. 그런

🐚 키 큰 완두(RR) 순종과 키 작은 완두(rr) 순종을 교배하면 키 큰 완두(Rr) 잡종이 나오고, 그다음 세대에는 RR, Rr, rr 이렇게 세 가지가 나옴.

❶ 우열의 법칙 : 둘 중 한 가지 형질이 드러나는 것.
❷ 분리의 법칙 : 2대에 키 큰 완두콩과 작은 완두콩이 3 대 1 비율로 나타나는 것.
❸ 독립의 법칙 : 이런 다양한 형질이 상관관계 없이 독립적으로 일어나는 것.

데 포유류나 인간쯤 되면 그렇게 하나하나 일 대 일로 안 맞아요. 사람의 키를 결정하는 유전자는 한 개가 아니에요. 여러 개가 합쳐져 하나의 형질을 나타내는 거예요. 그렇게 여러 개가 꼬이니까 키 큰 사람끼리 결혼해도 키 작은 애가 나올 수 있는 거예요. 거기다가 요즘에는 분자생물학이 알려지면서 더 복잡해졌어요. 그게 후성유전학이에요. 후성유전학 공부 좀 하고 갈까요?

살짝. 대신 쉽게 해주셔야 돼요. 복잡하면 바로 돌아갑니다.

염색체(chromosome) 밑을 보면 실이 풀린 것 같은 모양이에요. 이걸 염색질(chromatin)이라고 그래요. 이걸 풀어봤더니 어떻게 돼 있어요? 더블 헬릭스(double helix), 이중나선구조라고 그래요. 사다리끼리 꼬여 있는 걸. 여기 DNA 유전자 정보가 다 실려 있어요. DNA에 매칠레이션(Methylation)이라는 'ch3'가 붙으면 그 DNA가 발현되게 하거나 안 되게 하는 열쇠 역할을 해요. 매칠레이션은 후천적으로 생겨요. 우리가 약을 먹든지, 어떤 생활 습관이 바뀐다든지 이러면 매칠레이션이 일어났다 안 일어났다 해요.

그런 후천적인 뭔가에 의해서…

부모 유전자랑 똑같은 걸 갖고 있는데 발현이 됐다 안 됐다 하는 거예요. 그래서 이상하다. 저 집 부모는 다 키가 큰데, 애는 키가 작아. 그러면 어떤 자리에서 매칠레이션이 일어나서 키가 크는 유전자가 발현되고 감겨 있는 거죠. 그래서 매칠레이션이 되게 중요해요. 'ch3'가 붙으면 당뇨병도 생기고, 노화와도 연관돼요. 암 유전자를 갖고 있지만 내가 매칠레이션을 잘 시켜서 암 유전자가 발현되지 않게끔, 실패에 감겨만 있게 만들기도 해요. 부모님에게 받은 유전자로 당뇨병 인자를 갖고 있어도, 어느 부분에 발현되지 않게 매칠레이션되면 당뇨가 안 나타나요. 그래서 몸 관리가 중요하다는 거예요.

되게 중요한 개념이네요.

지금까지는 DNA로 모든 걸 설명했는데, 이제는 붕어빵은 복제됐지만 붕어빵 위에 어떤 토핑이 올라가는지가 중요해진 것이지요.

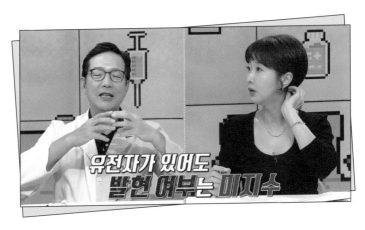

유전의 사례

유전하고 관련된 대표적인 사례를 한번 찾아봤는데, 원장님이 맞는지 체크해주시기 바랍니다. 일단, 키. 부모가 키가 크면 아이도 키가 클 확률이 70% 정도 된다는데….

아까 후성유전이라고 설명했던 게 70% 정도라는 거예요. 하지만 이건 통계일 뿐이에요.

쌍꺼풀과 보조개도 둘 다 우성인자로 부모님이 있으면 아이도 있을 확률이 높지만 꼭 100% 유전은 아니라고 하네요.

부모가 다 쌍꺼풀이 있는데도 쌍꺼풀 없이 태어나는 아이들이 있어요. 반대로 부모가 쌍꺼풀이 없어도 내재된 유전자 때문에 쌍꺼풀을 가지고 태어나는 아이들도 있고요.

그리고 이건 꼭 봐야 됩니다. 대표적으로 머리카락이 곱슬인지 직모인지, 대머리, 흰머리… 이거 다 유전이다?

대머리도 유전, 흰머리도 유전, 곱슬머리도 유전이에요.

대머리는 그럼 우성인가요?

우성 열성 없어요. 몰라요.

몰라요?

옛날에는 우성 열성을 많이 따졌는데, 중요한 건 있으면 나타날 확률이 반은 된다는 거예요. 부모가 대머리인데 나도 대머리예요. 그런 사람이 서로 결혼해서 아기를 낳으면 '대머리+대머리' 인자가 있어 대머리가 될 수 있지만, '대머리+대머리' 인자가 있는데도 불구하고 대머리가 안 될 수도 있어요. 손 아나운서의 몸속에 대머리 인자가 있을 확률은 75%예요. 저도 매한가지예요. 그럼 우리 둘이 결혼하면 4분의 3 곱하기 4분의 3하면 16분의 9, 절반이 좀 넘죠.

그럼 이것도 그냥 하는 말로 봐야 되나요? 왜 대머리는 한 대 걸러 나타난다는데….

잘못된 말이에요.

그렇죠? 한 대 걸러 나타난다고… 그래서 할아버지가 대머리면 아빠는 아니고, 아빠가 아니었으면 나는 100%라는데….

전혀 근거 없는 얘기예요. 할아버지가 대머리인데 우리 아버지가 대머리가 아니었던 거는 할머니를 닮아서 아니었던 거예요. 그렇지만 할아버지의 대머리 인자를 내가 갖고 있어. 그럼 내 아들에게 대머리가 발현될 확률이 여전히 있는 거죠.

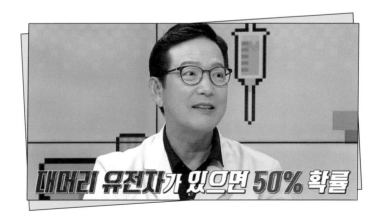

대머리 유전자가 있으면 50% 확률

그리고 이번에는 기질하고 관련된 사례입니다. 성격도 유전적인 요인이 강하죠?

많죠.

나이 들고 보니까 부모님의 행동이 나랑 똑같아. 내가 평소에 하던 행동이야. 이런 게 보이더라고요.

걷는 모습도 비슷하고요.

성격은 그럼 환경보다는 유전적인 요인?

그것도 있지만 반면교사라는 게 있잖아요. 아버지가 엄마한테 욱하는 걸 보고 자란 아들에게는 그런 성격이 있어요. 나는 저러지 말아야지, 불쌍한 엄마를 위해서 난 저러지 말아야지 하고 노력하면, 우리 아버지가 열 번 욱할 때 나는 다섯 번 정도 하겠지. 그러나 욱하는 본성은 남아 있다는 거죠.

그리고 지능입니다. 지능도 부모에게서 각각 30% 유전된다는 말이 있습니다.

미국 사회학자들이 공부, 운동, 음악, 게임 이런 걸 가지고 부모 자식의 연관 관계를 조사한 게 있습니다. 이게 조사하기 쉬운 게 스무 살쯤 된 아이가 스포츠에서 두각을 나타내. 그러면 그 아버지가 뭐 했는지는 그냥 호구 조사만 하면 바로 나오거든요. 부모가 만들어준 환경과 부모의 능력, 그다음에 본인의 노력, 이 두 가지로 나눈 거예요. 그러니까 여기에는 부모의 유전자나 부모가 만들어준 환경의 영향이 있다고 볼 때, 공부 96 대 4. 96이 부모가 물려준 거예요. 운동은 75 대 25.

노력해서 성공할 가능성은 차라리 운동이 더 높네요.

옛날에 운동선수는 매 맞으면서 운동하면 실력이 늘어난다고 했잖아요. 그런데 공부는 매 맞아도 안 늘어요.

지금은 물론 그런 분들이 없겠지만, 제가 어릴 때만 해도 시험을 잘 못 보고 집에 들어가면 진짜 엄청 맞았거든요. 얼마나 무의미한 짓입니까?

공부를 뺀 것들은 후천적 능력인 경우가 훨씬 더 많아요. 공부는 선천적인 요인이 크죠. 수학 문제 못 푸는 부모가 낳은 아이는 수학 문제 못 푼다고요.

공부는 선천적 영역!

자, 그리고 세 번째는 건강 유전입니다. 가족력은 다 유전을 뜻하는 거죠.

그렇죠. 완곡하게 표현한 거죠.

그래서 만약에 암 가족력으로 있다, 이런 분들은?

조심해야죠.

조심하고, 또 체크도 해야 되고….

당연하죠. 유방암이 대표적이잖아요. 유방암은 아예 그냥 유전자를 찾아놨어요. 브라카라고.

아, 안젤리나 졸리….

네, 안젤리나 졸리의 엄마가 암에 걸렸고, 이모도 걸렸고, 고모도 걸렸고, 할머니도 걸렸대요. 그래서 유전자 이상을 의심했고, 검사를 받았더니 브라카 유전자 돌연변이로 밝혀졌지요. 이런 결과를 알게 된 졸리는 미리 수술을 했어요. 친가 외가에 다 유전자 이상이 있으니, 그래서 유방을 뗐지.

너무 중요한 이야기네요.

예, 다 필요한 얘기예요. 사람들에게 언제 건강 관리를 하냐고 그러면 암 수술 받고 난 다음에 이제부터 건강해야지, 그래요.

그렇게 60대 돼가지고 건강하려고….

60대 건강은 이미 30~40대 때 결정돼요.

그때는 늙고 병드는 건 나랑은 상관없는 일처럼 생각하잖아요.

그러니까 교육해서 늙으면 이렇게 된다는 걸 가르쳐야 된다는 거예요. 교육밖에 답이 없어요.

현재의 유전 연구

어쨌든 유전이 외형부터 성격, 지능까지 자녀한테 영향을 미치다 보니 사람들이 본능적으로 좋은 유전자를 찾으려고 하죠. 이거는 인간의 본능입니다. 그래서 대표적으로 선 볼 때 직업, 그다음에 외모를 보는 것 같아요.

그런데 유전적인 것도 있지만 끌림이 있는 거예요. 여드름 환자도 유전적인 요인이 꽤 많아요. 남자가 여드름이 심해요. 이 남자는 다 갖췄는데 평생 불만이 자기 얼굴의 여드름이야. 그러면 데이트를 할 때 어떤 여자를 만나겠어요? 여자의 키가 보이겠어요? 얼굴의 피부가 보이겠어요?

피부가 보이겠죠.

그렇게 결혼하는 거예요. 그러면 이제 결혼해서 애를 낳았어. 그런데 운이 나빠서 애가 아빠를 닮았어요. 근데 이 여성은 자기 남편이 여드름 많이 난 걸 인식하지 못했어요. 여드름이 좀 가라앉을 나이가 돼서 만났을 거 아니에요. 사춘기 때 만난 건 아니니까. 그런데 애가 여드름이 심각하다며 피부과에 데리고 와요. 능력은 되는데 외모가 좀 빠져. 그러면 뭐가 눈에 보이겠어요. 여자의 능력이 보이겠어요, 여자의 외모가 보이겠어요?

외모가 보이죠.

그렇죠. 부정적으로 보면 거래한다고 그러는데, 사실 세상의 모든 일이 거래예요. 그게 끌리는 거예요. 유전자가 묘하게 그렇게 끌어당겨요.

근데 이런 건 사실 되게 당연하단 말이에요. 정자은행을 통해 좋은 유전자를 가지고 와서 내 자녀에게 물려줄 수 있는 시대가 됐거든요. 미국하고 중국을 중심으로 초이스 맘이라는 단어가 유행하고 있는데, 아세요?

들어봤어요.

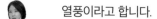 열풍이라고 합니다.

영화도 있었는데, 그 비슷한 내용의…? 제목은 기억 안 나는데 월가에서 굉장히 잘나가는 비즈니스맨이 있었어요. 딱 일주일 서로 사랑을 나눴는데, 남자는 정말 여자를 좋아했지요. 여자는 이 남자에 대해 싹 호구조사를 한 거야. 약간의 바람기는 있지만 성실하고 똑똑하고 키도 크고 잘생기고…. 그래서 딱 씨만 받아서 임신하고 그냥 숨어버리지요.

그렇게 괜찮은 사람인데 왜 그랬을까?

이 여자는 결혼이 싫은 비혼주의자인데, 애는 갖고 싶었거든. 그런 게 초이스 맘 아닌가요?

맞아요. 자발적 비혼모라고도 하지요. 정자은행을 통해 자신이 원하는 유전자를 갖고 있는 남성의 정자를 받아서 자신이 원하는 아이를 낳는다. 뭐 이런 걸 초이스 맘이라고 하더라고요. 사람들이 원하는 DNA를 갖고 있을수록 비싼 값에 팔린대요. 파란 눈, 서양인, 미남, 대졸자… 이런 사람들의 정자는 세 시간 만에 완판될 정도래요.

아, 근데 정자를 파는 사람이 있어요?

정자은행에 팔지요.

완전히 우승한 경주마 같은 거네? 그런 걸 우수한 유전자라고 얘기해야 되나? 잘 모르겠는데…. 아무튼 나는 그런 부자연스러운 건 별로 권하고 싶지 않아요.

저는 같은 DNA인데 어떤 건 이렇게 인기 있다니 그게 조금 소름 끼치네요.

영미권에서는 그런 일이 많이 허용돼 있지만, 우리나라에서는 아마 안 될 거예요.

우리나라에서는 안 되지요. 그런데 방송인 사유리 씨가 비혼 상태였는데, 2020년 일본에서 보조생식술로….

우리나라도 불법이라고는 얘기하기 어려워요. 그냥 법으로 규제하기 힘들 뿐이죠.

불법 아니에요?

불법은 아닐 거예요.

아주 오래된 소설인데, 아주 완벽한 유전자를, 한 사람의 유전자라기보다는 여러 가지를 조합해서 만들어낸 완벽한 유전자를 판매하는 거대 기업 이야기가 나온 게 있어요.

유전자를 재조합해 가지고?

그래서 똑같은 아이들이 태어나는 내용이에요.

그런데 유전자라는 게 그렇게 해서 남성의 유전자를 똑같은 것으로 넣어줬다 하더라도 모체의 난자는 다 다르잖아요. 그러면 인간의 유형은 또 여러 가지로 다양하게 나타나요. 그런데 우성학이 기본 모토가 됐던 정권이 있어요. 그게 바로 나치예요. 제노사이드(genocide), 인종 말살 정책이 생긴 바탕에는 왜곡된 우생학이 있었어요. 초이스 맘 같은 것들이 보편화되지는 않으리라 믿지만, 인간이 멘델의 유전 법칙처럼 되는 것은 아니라고 강조하고 싶어요.

이번에는 많은 분들이 기다리는 찌라시 타임으로 가보겠습니다. 범죄도 유전된다, O, X?

O. 그런 경향이 있더라고요. 영국에서 살인자의 가계도를 조사한 적이 있어요.

같은 분인지는 모르겠는데, 사이코패스의 가계도를 조사하신 분이 강연하는 걸 본 적 있어요. 그분은 사이코패스 유전자를 예로 들면서 특정 DNA를 가지고 있는데 발현되지 않는 이유는 후천적인 노력이나….

그렇죠.

여러 가지 이야기를 하시더라고요. 그러면서 특정 유전자를 가지고 있다고 해서 다 똑같이 되지는 않는다고 하셨어요. 다음 질문, 비슷한 유전자를 가진 사람과 사랑에 빠질 확률이 높다, O, X?

미국 백인 825쌍의 유전자를 검사한 결과, 무작위로 두 명 골랐을 때의 차이보다 커플간의 유전자 차이가 더 작게 나타났다고 하죠.

암은 유전 질환이다, O, X?

세모. 유전성 있는 암이 되게 많다. 하지만 그냥 생기는 암도 많다. 암 발생의 가장 큰 요인은 뭐냐면 나이예요, 나이. 오래 살면 생기는 거예요. 거기에 여러 가지 후성유전도 있고, 선천적인 유전도 있고…. 후성유전이 유전된다는 얘기도 있거든요. 명확하게 밝혀진 건 유방암, 일부 대장암, 폐암 정도예요. 이런 것들은 가족력이 되게 강해요.

오늘 유전에 대해 이야기해봤습니다. 사실 여러 가지 질병이나 특징들은 유전적 요인이 중요하다고는 하지만 너무 유전만 따져도 안 될 것 같습니다. 그럼 원장님은 유전을 어떤 시선으로 바라보시는지, 유전에 대한 철학은 어떠신지 말씀해주세요.

유전은 부모한테 물려받는 것이기 때문에 감사히 받자. 설사 그게 나한테 불리하더라도. 다만 극복하는 것은 내 노력으로 어느 정도까지는 가능하다. 제가 교육 얘기를 하는데, 공부하고 교육하는 이유가 뭐냐면 좋은 건 배워서 따라 하고, 안 좋은 건 안 그러려고 애를 쓰고 살다 보면 충분히 좋아질 수 있기 때문이에요. 자유 의지가 영향을 미치지 않냐 이거예요. 내가 키는 크지 않지만 작은 키라도 운동해서 몸을 균형 있게 만드는 거는 할 수 있잖아요.

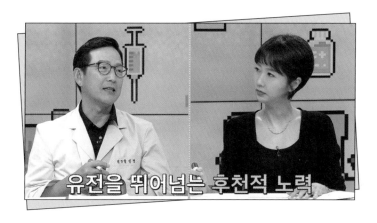

유전을 뛰어넘는 후천적 노력

오늘의 진료평

 마지막으로 오늘의 진료를 한 줄 평으로 표현하신다면?

유전도 노력으로 극복할 수 있다!

유전도
　　노력으로 극복할 수 있다.

- 교육무새 Dr. 익병 -

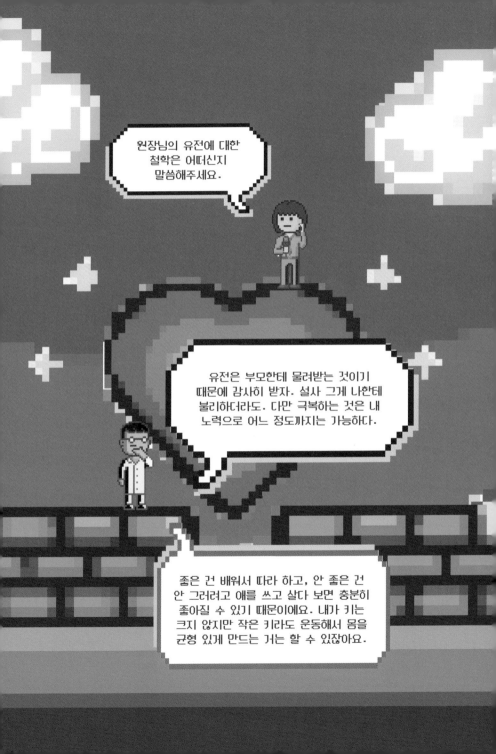

1쇄 인쇄
2023년 4월 11일
1쇄 발행
2023년 4월 20일

지은이
IHQ <함익병원 돈두댓>
제작진·함익병

펴낸이
백영희

펴낸곳
㈜너와숲

주소
04032 서울시 금천구
가산디지털1로 225
에이스가산포휴 204호

전화
02-2039-9269

팩스
02-2039-9263

등록
2021년 10월 1일
제2021-000079호

ISBN
979-11-92509-58-7(03510)

정가
18,000원

© IHQ·함익병

이 책을 만든 사람들

편집
허지혜
홍보
박연주

마케팅
배한일
제작처
예림인쇄

디자인
글자와기록사이